Facemask를 활용한 교정 치료

최윤경, 김성훈, 김용일, 김성식, 박수병 지음

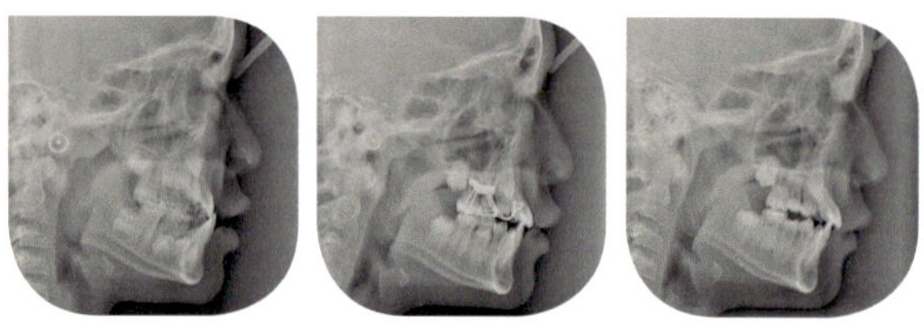

Facemask를 활용한 교정 치료

초판 인쇄 2022년 9월 7일
초판 발행 2022년 9월 16일

지은이 최윤경, 김성훈, 김용일, 김성식, 박수병
발행인 차정인
펴낸곳 부산대학교출판문화원

출판등록 제1983-000001호 1983. 11. 10.
주소 부산광역시 금정구 부산대학로63번길 2 (우편번호 46241)
대표전화 051-510-1932 **팩시밀리** 051-512-7812
홈페이지 https://press.pusan.ac.kr/

ISBN 978-89-7316-753-1 93510

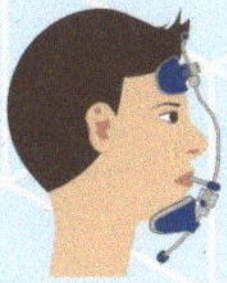

Orthodontic treatment
using Facemask

Facemask를 활용한 교정 치료

최윤경, 김성훈, 김용일, 김성식, 박수병 지음

부산대학교출판문화원

목차

1장

상악열성장 골격성 III급 부정교합의 유병률과 원인 분석

가) III급 부정교합의 유병률

나) III급 부정교합의 원인 분석

가) Ⅲ급 부정교합의 유병률

Ⅲ급 부정교합의 발생 빈도는 성별, 연령, 환경적 요소, 인종, 유전에 영향을 받는다. 더욱이 연구자마다 분류기준에 차이가 있어 문헌마다 서로 다른 유병률 분포를 보인다. 다양한 연구에 의하면 성장기 아동에서 Ⅲ급 부정교합의 빈도는 1.4~19.4% 정도로 매우 다양하게 나타나는데 이는 Ⅰ급 부정교합이나 Ⅱ급 부정교합보다는 적은 수치이다. 분류의 용이함으로 인하여 Angle 분류를 사용하는 연구가 대부분이라는 한계점이 존재하나, 이에 따라 많은 연구 간 상호 비교가 가능하다.

Ⅲ급 부정교합은 태평양 주변 국가들, 그중에서도 아시아 지역의 환자에서 더 높은 비율로 나타난다. 한국인에서의 유병률 조사에 따르면 Ⅲ급 부정교합은 7.9~10.8% 정도이며, 중국인에게서는 12% 정도, 일본인에게서는 2.3~13% 정도라고 보고되었다. 반면 비아시아계는 상대적으로 낮은 Ⅲ급 부정교합 유병률을 보인다. 14개의 논문을 문헌 고찰한 2021년 연구에 따르면 Ⅲ급 부정교합의 유병률은 평균 7.2% 정도이며 이탈리아, 나이지리아, 요르단 등에서 낮은 유병률(1.4~3.9%), 브라질, 사우디아라비아, 인도 등의 국가에서 상대적으로 높은 유병률(14.1~19.4%)을 보인다. 아프리카계에서는 유병률이 6.3% 정도로 알려져 있으며, 히스패닉 계열이 아프리카계나 유럽계에 비해 높은 유병률을 보인다.

Ⅲ급 부정교합 환자들은 교정 치료에 대한 동기가 더 높은 것으로 보인다. 최근 연세대학교 치과병원에 내원한 환자들을 대상으로 한 조사에서는, 5년간 내원 환자의 36.1%가 Ⅲ급 부정교합 환자였다. 이는 전체 인구에서의 Ⅲ급 부정교합 발생빈도보다 높은 수치로, 그만큼 악교정 수술을 동반해야 하는 Ⅲ급 부정교합 환자들이 상급 종합병원인 대학병원에 내원하는 경우가 높아 나타난 결과로 보인다.

표 1-1. 부정교합의 빈도에 대한 국내 연구들

	정상교합	I급	II급 1류	II급 2류	III급	전체
양산 14~16세 (2013)	936 (69%)		261 (19.4%)		142 (10.6%)	1,380
서울 7~22세 (1984)	3,488 (38.8%)	4,110 (45.7%)	685 (7.6%)		706 (7.9%)	8,989
서울 7~18세 (1993)	247 (7.0%)	1,901 (53.8%)	590 (16.7%)	127 (3.6%)	670 (19.0%)	3,535
연세대 18~21세 (1991)	209 (8.5%)	1,516 (61.6%)	277 (11.3%)	46 (1.9%)	412 (16.7%)	1,928
경희대 17~20세 (1980)	1,433 (80.9%)		160 (9.0%)		178 (9.2%)	1,771

양산 14~16세: Ryu H., Kim H., Jeong T., Kim J., Kim S.(2013). The Prevalence of Malocclusion and Related Self-Esteem of Adolescents in Yangsan. J Korean Acad Pediatr Dent, 40: 296-305.

서울 7~22세: Shur CH, Nahm DS, Chang YL.(1984) Epidemiologic study of the prevalence of malocclusion in Korean. Korean J Orthod, 14: 33-37.

서울 7~18세: Lee SJ, Suhr CH.(1994) Recognition of malocclusion and orthodontic treatment need of 7~18 year-old korean adolescent. Korean J Orthod, 24: 367-394.

연세대 18~21세: Kang HK, Ryu YK.(1992) A study on the prevalence of malocclusion of Yonsei University students in 1991. Korean J Orthod, 22: 691-701.

경희대 17~20세: Lee, KS, et al.(1980) Occlusal variations in the posterior and anterior segments of the teeth. Korean J Orthod, 10: 71-79.

나) Ⅲ급 부정교합의 원인 분석

부정교합은 어린 시절의 골절에 의한 이차적인 악골의 발육 부전이나 몇몇 유전적 증후군을 수반하는 특징적인 부정교합과 같이 원인이 명확할 때도 있지만, 대부분 성장과 발육 중 정상 범위에서 벗어난 변이이다. 따라서 성장과 발육에 영향을 미치는 여러 인자들의 복잡한 상호 작용에 의한 결과이며, 어떤 원인이 과연 직접적, 혹은 원인적 요소인지 아니면 관련성만 갖는 다른 요소인지 판별하기 쉽지 않다.

Ⅲ급 부정교합 또한 유전적, 환경적 요인 하나만으로 발생하는 경우는 극히 일부분이며, 다유전인자적인 요소들과 발육, 기능적 요소들이 복합된 환경적 요소 상호작용을 통해 발생한다는 가설이 일반적으로 받아들여지고 있다. 즉, 유전적인 원인이 있는 환자일지라도 성장기 동안 환경적 요인을 통제함으로써 하악전돌증을 개선할 수 있으며, 다른 질환과 마찬가지로 부정교합의 원인을 밝히고 분류하는 것은 그 원인에 따른 부정교합 발생 예방과 효율적인 치료 방법을 찾아내기 위해 중요하다.

① 유전적 영향

Ⅲ급 부정교합을 가지는 가족에서의 유전학적 연구들에 의하면 하악전돌증은 다인적 유전양상(polygenetic inheritance)을 보이는 것으로 생각된다. 한국인을 대상으로 한 유전적인 연구에 의하면, 3대에 걸쳐 환자의 가족에 대해 조사한 결과 하악전돌 이환율은 3.5%로 비교적 낮게 나타났으나, 가족 중 최소한 1명 이상이 하악전돌증을 나타낸 경우는 45%로 나타났다. 더불어 1촌 관계의 이환율은 10.9%로 2, 3촌에 비하여 월등히 높았다. 한국인의 1촌 간의 유전율(heritability)은 0.298(0.298±0.059)로 다소 약하지만, 대체로 유전적인 것으로 간주할 수 있다(kim 2010).

반면 합스부르크 턱(Habsburhg jaw)과 같이 특정 가족의 예에서 볼 수 있듯이, 하악전돌증은 멘델유전 법칙(Mendelian)을 따라 하나의 상염색체 우성의 유전자에 의해 발생하는 단일 인자 유전(monogenetic inheritance)을 보이기도 한다(Vieira 2019). 가문 409명 중에서 321명이 경증에서 중증에 걸친 다양한 하악 전돌증이 존재했으며 상염색체 우성 유전방식을 따르는 것으로 생각된다. 일례로 Wolff(1993)는 13개의 유럽 귀족 가문의 23세대 동안의 가계도를 조사하여 하나의 상염색체 우성의 유전자에 의해 형질이 표현되는 것을 보고하였다. 하지만 이 또한 침투도(penetrance) 예상치는 0.95 정도로써 불완전침투도(incomplete penetrance)를 보였다.

결론적으로 하악전돌증은 하나의 유전자로 발생하는 일부 사례도 존재하나, 대부분은 1개 이상의 유전자로 인해 발생하는 다인적 유전양상(polygenetic inheritance)이라는 것이 일반적인 견해이며, 이 또한 환경요소와의 상호작용을 통해 다양한 심도의 표현형으로 발생한다는 점을 명시하여야 한다. 앞서 설명한 대로 골격성 Ⅲ급 부정교합, 그중에서도 하악 성장이 계속되는 경우나 진성 하악 돌출 등은 가족력이 존재하는 경우 발병률이 높을 것으로 추정할 수 있으나, 가족력은 골격성 부정교합을 예측하는 보조 수단일 뿐이며 이를 전적으로 의존하기는 어렵다.

표 1-2. 하악전돌증과 관련 있는 것으로 보고된 염색체 상유전자위(genetic loci) (Genno 2019)

Chromosome number	Locus	References
1	1p22.1	Frazier-Bowers et al 2009
	1p22.3, 1q32.2	Ikuno et al 2014
	1p35.2, 1p36.12	Yamaguchi et al 2005, Jang et al 2010
	1p35.3	Xue et al 2010
	1p36.22, 1p11.2, 1q21.2	Genno et al (present study)
3	3q26.2	Frazier-Bowers et al 2009
4	4p16.1	Li et al 2010
5	5p12, 5p13	Yamaguchi et al 2005
6	6q25	Yamaguchi et al 2005, Cruz et al 2011
10	10p12.1, 10p12.3	Perillo et al 2015
11	11q22.2, 11q22.3	Frazier-Bowers et al 2009

Chromosome number	Locus	References
12	12q13.11	Xue et al 2010
	12q13.13, 12q23	Frazier-Bowers et al 2009
	12q22, 12q23	Nikopensius et al 2013
	12q24.11	Tassopoulou-Fishell et al 2012
14	14q24.3, 14q31.2	Li et al 2011
19	19p13.2	Yamaguchi et al 2005
21	21q21.3	Guan et al 2015

② 유전 증후군

특정 유전자의 변이는 전신적 증상과 동반되는 악안면 영역의 부조화를 야기한다. 소수의 교정 환자에서 유전 증후군에 의해 직접적으로 영향을 받은 부조화를 볼 수 있다. 이러한 증후군은 전신질환과 함께 나타나는 경우가 많으므로, 해당 전문과와 협력하여 진료하는 것이 필요하다.

크루즌 증후군은 두개안면 증후군(craniosynostosis syndromes) 중 하나로, 태아기에 뚜렷하게 나타나는 발달 이상이다. 10번 염색체 돌연변이와 연관되어 있으며, 중안면부가 발달 저하되고 양안이 격리되어 튀어나온 것처럼 보이는 임상 증상을 보인다. 조기에 두개안면 봉합이 폐쇄되며, 상악의 상방과 후방 부위 봉합이 안와벽을 따라 출생 전에 유합된다. 이에 상악의 전하방으로의 이동이 저해되어 중안면부의 발달이 저하된다.

Axenfeld-Rieger 증후군은 드물게 보고되는 상염색체 우성의 유전성 질환으로 홍채 결손, 동공 편위 등의 눈의 선천성 기형 등의 전안부 형성 부전(anterior segment dysgenesis)이 나타난다. 두개안면부 특징으로는 유치, 영구치의 선천적인 결손과 치아 맹출지연, 법랑질 저형성증과 함께 상악의 열성장 등의 증상이 나타난다.

표 1-3. 상악골 후퇴와 관련있는 유전 증후군

증후군	특징	원인
연골형성부전증	• 연골내 골화에 의해 형성되는 장골 및 두개저의 길이 성장이 제한 • 중두개와 및 상악골 발육 저하	상염색체 우성 가족력 없이 유전자 변이
크루존 증후군 (Crouzon's syndrome)	• 출생 전 봉합부의 조기 유합 • 중안면부 발달 저하 • 양안격리증	10번 염색체 변이
Axenfeld-Riger syndrome	• 전안부 형성 부전, 시력 감퇴와 녹내장 유치, 영구치의 선천적인 결손, 상악골의 발육부전과 구치부 반대교합	유전자 결손 및 전위

표 1-4. 하악골전돌과 관련이 있는 유전증후군

증후군	특징	원인
기저 세포모반 증후군 (골린 증후군)	• 악골의 다발성 낭종 • 피부의 기저세포암 혹은 기저세포모반 • 늑골 및 척추 이상 • 두개내 석회화 • 구순열, 구개열	상염색체 우성
클라인펠터 증후군	• 여성형유방증 • 작은 고환 • 불임 • 지능저하	성염색체 비분리 (2개 이상의 × 염색체)
말판 증후군	• 안과적특징(수정체 편위, 수정체 이탈, 녹내장, 망막박리, 백내장 등) • 긴 하지, 큰 키, 긴 손가락, 편평족, 오목가슴 • 심혈관계 이상	상염색체 우성
골형성부전증	• 외상없이 골절되는 경향 • 사람마다 다양하게 발현	COL1A1 또는 COL1A2 유전자 변이
바르덴부르그 증후군	• 4가지 유형, 각각 다른 특징 • 일반적으로 모든 유형에서 청각장애, 색소변화, 특징적인 외모(피부, 머리카락, 눈의 색소변화)	유전자 변이

③ 선천적 결함

선천적 결함은 태내 환경에 의한 원인에 의해 발생하는 경우가 많으며, 주로 상악골 성장 부전과 관련하여 나타난다.

그중 가장 대표적인 것이 구순구개열이다. 구순구개열은 태내 발육 과정에서 구개돌기, 상악돌기의 불완전한 유합으로 발생하여 입술, 치조돌기, 전후방 구개 및 연구개에 걸쳐 다양하게 나타난다. 70%의 경우에는 비증후군성(non-syndromic)이며, 약 30%는 유전 증후군과 연관되어 나타난다. 구순구개열 환자는 연령이 증가함에 따라 중안모의 함몰 경향이 두드러지는 경향이 있는데, 이는 조직의 결손과 전위와 같은 내적 요인보다는 수술로 인한 반흔 등의 외적 요인의 영향이 크다는 견해가 지배적이다.

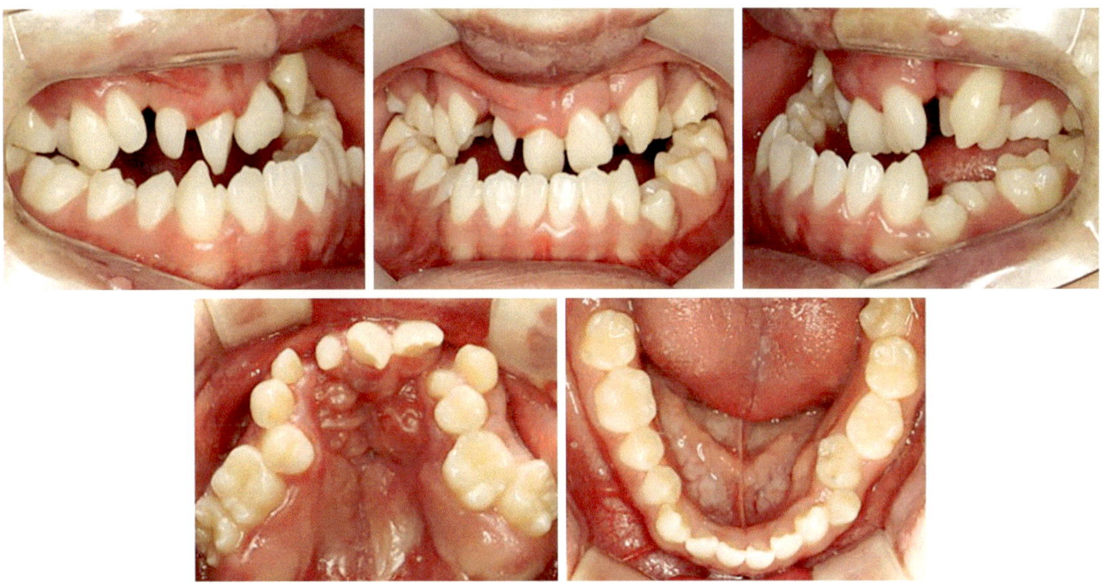

그림 1-1. **비증후군성 양측성구순구개열 환자**

연골형성부전증(Achondroplasia, Dwarfism)은 연골의 뼈 형성 능력에 장애가 있는 질환으로, 상염색체 우성으로 유전되기도 하지만 환자의 약 90%는 가족력이나 특별한 이유 없이 새로운 유전자 돌연변이에 의해 발생한다. 연골 내 골화에 의해 형성되는 장골과 두개저의 길이 성장이 제한된다. 또한 상악의 전방 이동이 일어나지 않아 대개 중두개와 및 상악골 발육 저하로 인해 상대적인 하악전돌증과 상악궁의 극심한 총생 등을 보인다.

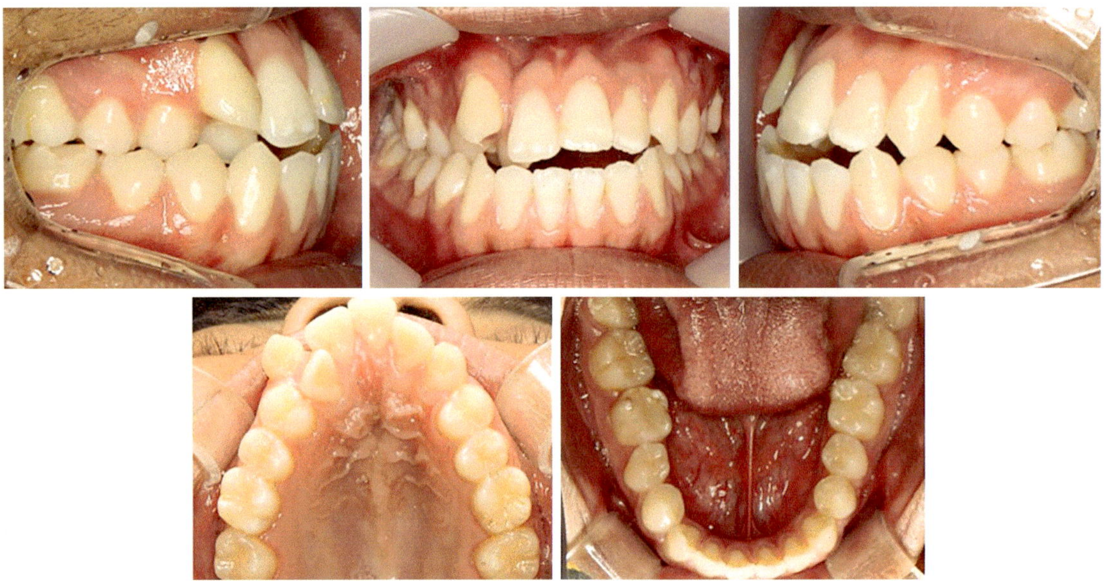

그림 1-2. **연골형성부전증 환자의 구강 내, 구강 외 사진**

④ 환경적 요인

출생 시 외상 및 부적절한 자세(Gold, 1949), 자궁 내에 있을 때 발육 중인 얼굴 부위에 가해지는 압박이 존재할 경우, 성장하는 부위의 변형을 야기할 수 있다. 드문 경우로 태아가 자궁 내에서 팔 등이 얼굴을 가로지르며 압박해 출생 시 심한 상악골 부전을 가지고 올 수도 있기 때문이다. 그 외에도 비대된 편도선으로 인한 호흡부전으로 하악골이 전방위되거나, 호르몬의 영향(Pascoe 1960) 등으로 인하여 하악전돌이 발생할 수 있다는 보고가 있다.

2장

골격성 Ⅲ급 부정교합의 진단

가) Ⅲ급 부정교합의 분류

2장 골격성 Ⅲ급 부정교합의 진단

가) Ⅲ급 부정교합의 분류

Ⅲ급 부정교합은 그 원인에 따라 치성(Dental), 기능성(Functional) 그리고 골격성(Skeletal) Ⅲ급 부정교합으로 크게 분류할 수 있다. 본 책에서는 이 중, 골격성 Ⅲ급 부정교합에 대해 다루고자 하지만, 우선으로 이 세 가지를 감별하여 분류할 수 있는 것이 중요하다.

치성(Dental) Ⅲ급 부정교합은 골격적 관계나 대구치의 관계는 Ⅰ급 양상을 띠지만, 치성 반대교합이 관찰되는 경우를 말한다. 영구 절치 맹출을 위한 공간 부족으로 상악 전치가 설측으로 이소맹출하여 발생하는 것이 가장 흔한 경우이며, 그 밖에 상악 전치의 선천 결손이나 치배의 선천적 위치 이상, 입술 깨물기 등의 악습관에 의해 발생할 수 있다. 이러한 치성 반대교합은 주로 절치가 맹출하고 수직피개가 형성된 이후에 구강 내 임상 소견으로 발견된다. 성장기 아동에서는 이러한 치성 문제가 골격성 Ⅲ급 부정교합으로의 악골 성장 및 악화에 영향을 끼칠 수 있으므로 조기에 판단하여 개선해주는 것이 필요하다.

기능성(Functional) Ⅲ급 부정교합은 가성(Pseudo) Ⅲ급 부정교합으로 불리기도 한다. 기능성 Ⅲ급 부정교합은 하악의 폐구 운동 시 교합 간섭이 발생하여 이를 피하고자 하악이 전방으로 이동하여 교합할 때 나타나며, 주로 상악 전치는 설측 경사되고, 하악 전치는 순측 경사되어 교합 간섭이 나타나게 된다. 기능성 Ⅲ급 부정교합은 폐구 시, 하악이 절단교합을 이룰 때까지 후방으로 이동할 수 있다. 또한 교합 간섭과 최대 감합이 이루어지기 전까지는 측모상에서 하악전돌 양상인 오목한 안모를 보이지 않으며, 생리적 안정 위에서 정상적인 안모로 개선된다. 구내에서는 교합 간섭으로 인해 상하악 전치 절단연의 교모가 흔히 관찰된다. 치성 Ⅲ급 부정교합과 마찬가지로 성장기 아동에서 조기에 교합 간섭 등을 제거하여 하악의 기능적 전돌 양상을 개선해주는 것이 골격성 Ⅲ급 부정교합의 발생 및 악화를 예방하는 데 필요하다(그림 2-1).

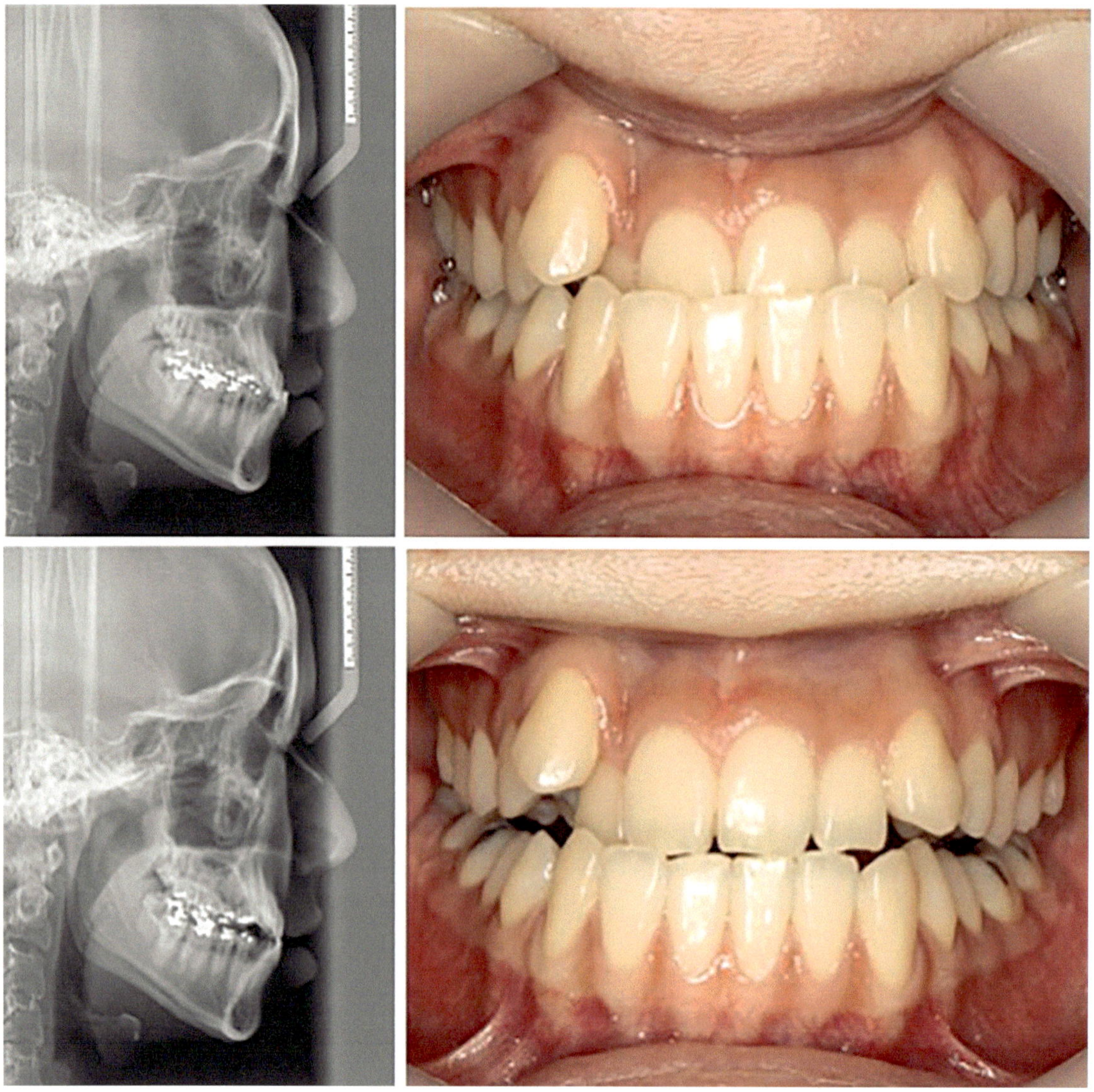

그림 2-1. **기능성 Ⅲ급 부정교합 환자의 구강 내/구강 외 사진**

골격성 Ⅲ급 부정교합은 다양한 상, 하악 간의 관계로 나타날 수 있지만, 크게 상악골 후퇴(maxillary deficiency)에 따른 골격 부조화와 하악골 과잉(mandibular excess)에 따른 골격 부조화, 혹은 이 두 가지가 혼합된 양상으로 나눠볼 수 있다. 골격성 Ⅲ급 부정교합 중 상악골이 작거나 후방이 위치한 경우, 측모 상에서 안와하방 중안면부의 함몰감이 나타난다. 하악골이 크거나 전방에 위치한 경우, 턱 끝의 돌출이 두드러지게 관찰되지만, 이 두 경우가 동시에 나타나는 경우가 많다(그림 2-2).

미국에서 연구된 결과에 따르면 Ⅲ급 부정교합 환자 중에서 상악골 후퇴만 나타나는 경우는 25%, 하악골 전돌만 나타나는 경우는 42%, 이 두 가지가 복합적으로 나타나는 경우는 22%라고 하였다. 그러나 이 역시도 인종 간의 차이를 보이는데, 유럽계 등의 비아시아계와 비교하였을 때, 아시아계에서 상대적으로 상악골의 골격적인 후방 위치와 상악골 성장 결핍이 많이 관찰된다. 아시아계에서는 큰 두개기저(Cranial base)와 후퇴된 상악골을 보였으며, 교합을 적절하게 형성하기 위한 보상 기전으로 하악골이 시계방향으로 회전되어 더 긴 하안모 고경을 보이는 경우가 많다고 알려져 있다.

기능성 Ⅲ급 부정교합과는 다르게 골격성 Ⅲ급 부정교합에서는 폐구 시 교합 간섭 등에 의한 하악의 전방 이동 양상은 관찰되지 않으며, 폐구 시 측모의 변화 양상도 관찰되지 않는다. 상하악 전치는 보상작용(compensation)이 나타나 상악 절치는 순측 경사, 하악 전치는 설측 경사를 보이는 경우가 많다. 또한 하악의 중심위에서 하악을 인위적으로 조작하여도 후방이동이 나타나지 않으며 절단 교합을 유도할 수 없다.

표 2-1. 골격성과 기능성 Ⅲ급 부정교합의 비교

항목	기능성/가성 Ⅲ급 부정교합	골격성 Ⅲ급 부정교합
구치 교합 관계	• CR: Ⅰ급 관계 • CO: Ⅲ급 관계	• 하악 위치에 관계없이 Ⅲ급 관계
폐구 시 하악 이동	• 치아 조기 접촉 후 하악의 전방 이동	• 변화 없음
하악골 후방이동	• 하악골 후퇴 이동량이 많음 • Ⅰ급 구치관계까지 유도 가능 • 전치에서는 절단교합 혹은 그 이상까지 유도 가능	• 하악골 후퇴 이동량이 거의 없음
측모	• 하악 위치에 따라 측모가 변화 • CR: 정상 측모(Straight) • CO: 오목형 측모(concave)	• 하악 위치에 관계없이 오목형 측모(concave) • 중안면 함몰감
상하악 전치 경사도	• 상악전치: 설측 경사 • 하악전치: 순측 경사	• 상악전치: 순측 경사 • 하악전치: 설측 경사
상하악 전치 피개도	• 깊은 피개도	• 얕은 피개도
하악골 형태	• 하악 우각 정상 범위	• 하악 우각이 큼 (130~140°)

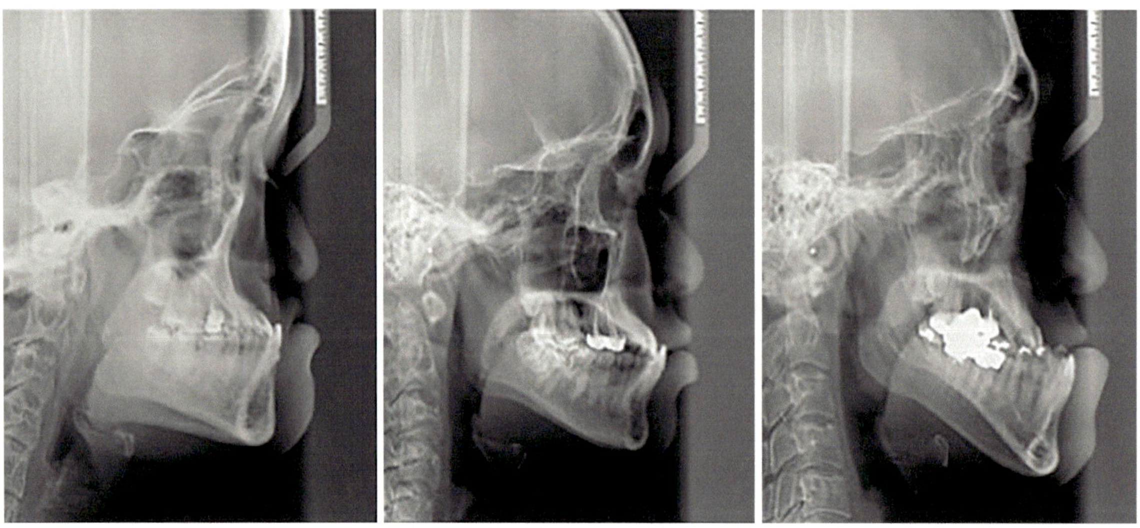

그림 2-2. 골격성 Ⅲ급 부정교합 환자의 분류(상악골 열성장, 하악골 과성장, 복합된 경우)

① 진단 분석

a. 안모 분석

골격성 Ⅲ급 부정교합 환자의 측모 사진에서는 함몰도를 관찰할 수 있다. 측모의 함몰도는 환자의 자연스러운 머리 위치(natural head position)에서 머리에서 콧등으로부터 상순의 기저로 이어진 선과 상순 기저에서 턱 끝까지 연장된 선의 각도로 관찰할 수 있다. 오목한 측모(concave profile)는 골격성 Ⅲ급 부정교합의 전형적인 모습이며, 턱 끝의 돌출 혹은 중안면 함몰 여부에 따라 주된 골격성 Ⅲ급 부정교합의 원인이 하악골의 과잉성장인지 혹은 상악골의 열성장인지 감별할 수 있다. 2001년 발표된 박과 백 등의 연구에 따르면, 하악골이 과성장하고 전돌된 증례에서는 비순각(nasolabial angle)이 예각(acute)으로 감소된 것을 보이나, 상악골이 후퇴되고 열성장한 경우에는 비순각이 둔각으로 증가하고 안와 하방에서 코 옆까지 이어진 중안모 함몰감이 관찰된다고 하였다.

Ⅲ급 부정교합 환자에서 정모 사진에서는 미소 시, 미소궁(smile arc)을 확인해 보아야 한다. 조화로운 미소궁은 사회적 미소 시에 상악 전치의 절단연이 하순의 곡선을 따라 배열된 것을 말한다. 골격성 Ⅲ급 부정교합 환자에게서는 상악 전치가 하순의 외연을 따라 배열된 것이 아니라, 상악 전치가 전방 경사되어 편평한(flat) 미소궁을 보이는 경우가 많아 비심미적이다.

b. 구강 내 사진/모형 분석

골격성 Ⅲ급 부정교합 환자에서 구강 내 소견을 보면 Ⅲ급 구치 관계가 관찰된다. 또한 보상성 치아 이동(dental compensation)으로 상악 전치는 순측 경사되고, 하악 전치는 설측 경사된다. 상악 전치의 순측 경사가 두드러지지 않을 때는 상악궁에서 총생이 관찰되는 경우가 많다. 총생은 전치부에서 견치의 이소맹출과 측절치의 설측 맹출로 나타나기도 하며, 구치부에서도 제 2대구치의 맹출 공간 부족으로 제 2대구치가 협측으로 빠드러져 이소맹출 되기도 한다. 상악 전치 순측 경사와 구치의 협측 경사가 두드러지면 이러한 총생은 나타나지 않기도 한다. 따라서 상악 치아의 순측/협측 경사 및 총생은 같은 증상의 다른 표현형으로 봐야 한다(그림 2-3).

그러나 악궁의 형태와 폭경은 전형적인 양상을 보이지는 않는데 크게 2가지 양상으로 볼 수 있다. 첫 번째는 상악골 열성장이 횡적으로는 정상적이나 수직적, 수평적으로 나타나는 경우이다. 이는 Ⅲ급 구치 관계로 인해 하악의 대구치와 상악의 소구치가 교합을 이루는 경우가 많으므로, 구치의 보상성 경사가 나타나 상악 구치가 협측 경사되고 상악 치열궁이 넓은 형태가 관찰되기도 한다. 그러나 특히 상악골의 열성장이 나타나는 아동에서는, 수평적 열성장 뿐만 아니라 횡적으로도 결핍이 나타나는 경우가 있다. 이 경우 상악골의 전후방적 발육 저하뿐만 아니라 정중 봉합부의 성장 등이 저해되어 상악 치열궁의 총생과 함께 상악 치열궁이 좁고, 전치부 뿐만 아니라 구치부에서도 반대 교합이 관찰된다. 이 경우 구개는 깊고 폭은 좁으며, 이로 인해 혀는 구강 내 공간 부족으로 전방 저위 되기도 한다(그림 2-4).

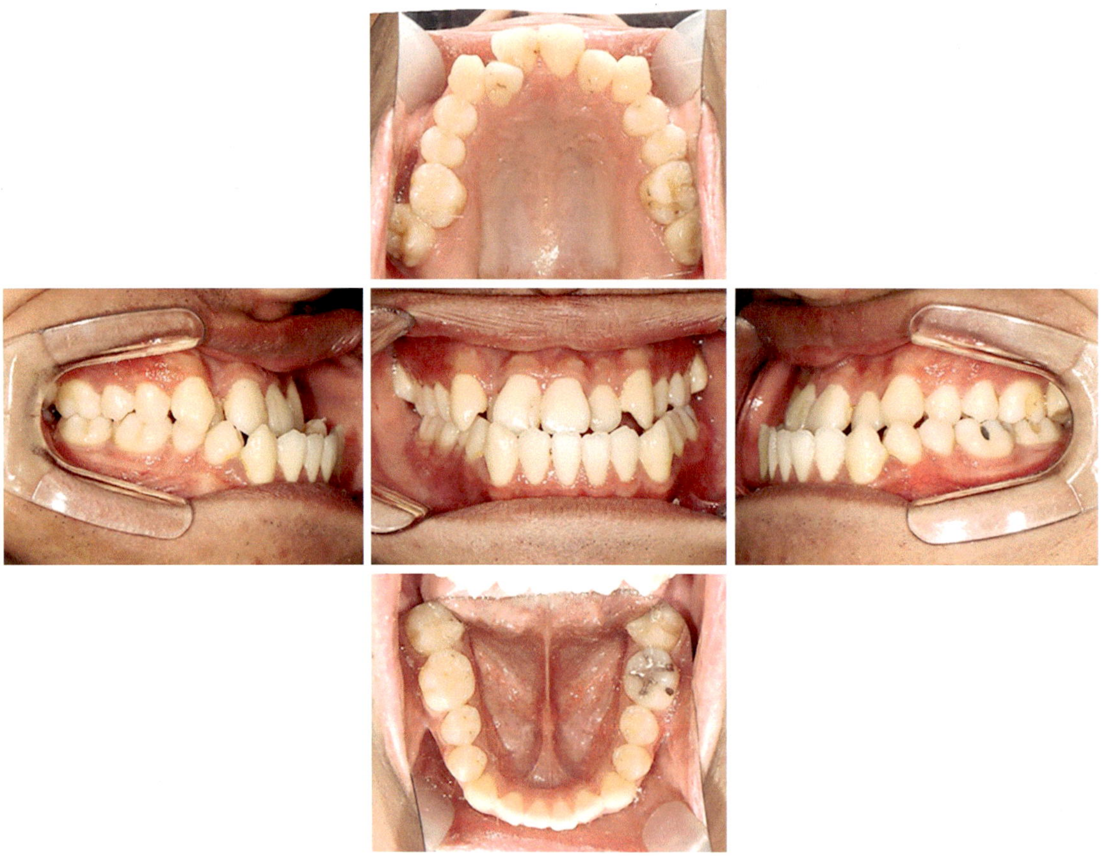

그림 2-3. Ⅲ급 부정교합 환자의 구내사진. 3급 구치관계, 상악 전치의 순측 경사, 하악 전치의 설측 경사 및 상악 전치부의 총생, 상악제 1대구치들의 협측 경사 및 정출이 관찰된다.

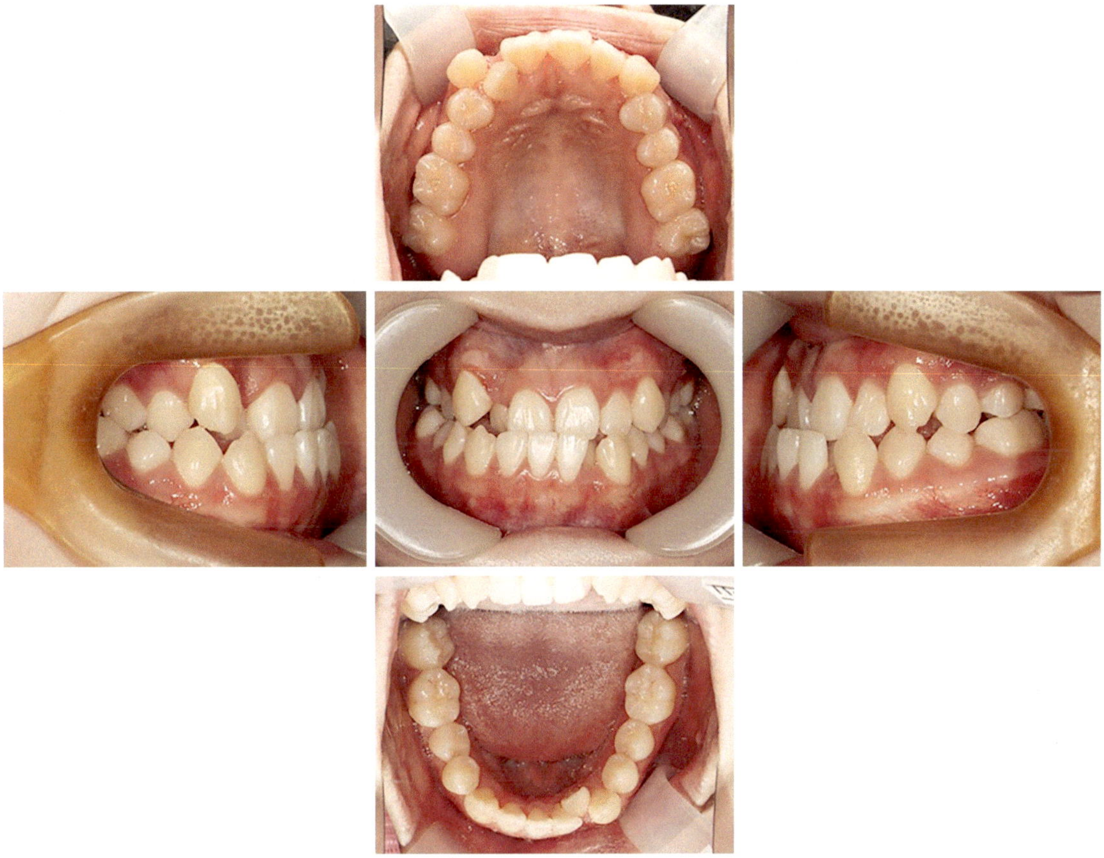

그림 2-4. 상악결핍 III급 부정교합의 구내소견. 상악골의 전후방적 발육저하에 더불어 정중 봉합부의 열성장으로 인한 구치부 반대교합, 상악 치열궁의 총생이 관찰된다.

c. 두부방사선 규격사진 분석

두부방사선 규격사진은 1934년 독일의 호프라스(Hofrath)와 미국의 브로드벤트(Broadbent)에 의해 소개되었다. 두부방사선 규격 사진은 얼굴의 주요 기능적 요소인 두개저, 상하악골 및 치아가 서로 어떻게 조화를 이루고 연관되어 있는지, 환자의 치열과 골격적인 관계를 특성화하여 알려준다. 또한 주기적인 촬영을 통해 성장기 아동에서는 성장과 교정 치료에 의한 변화를 비교하고 평가할 수 있다. 측모 사진과 구강 내 검사 등으로도 상하악골의 관계와 변화를 파악할 수 있지만, 치열의 보상과 적응은 모든 환자에게서 다르므로 서로 비슷해 보이는 증례도 상당한 차이를 보일 수가 있다. 두부방사선 규격 사진은 환자 개개인의 더욱 정확한 정보를 파악할 수 있어, 이러한 차이점을 분별하기에 용이하다.

많은 선학들이 두부방사선 규격사진을 분석하기 위해 좌표화가 가능한 일련의 점들을 이용하여, 한 점(ex. 가장 전방점) 혹은 두 평면의 교차점으로 이루어진 점과 선들의 위치와 각도를 2차원적 x, y 평면상에 나타내 규격화하여 계측하는 방법들을 소개했다. 현재 임상에서는 다양한 계측점들이 존재하나 대표적으로 사용되는 계측점들은 그림과 같다.

1) Reference points

(1) 경조직계측점(그림 2-5)

S(sella): hypophyseal fossa의 중심점

Na(Nasion): Internasal suture와 nasofrontal suture의 intersection point

Ar(articulare): 하악과두 후면과 측두골 하연의 intersection point

A(subspinale): ANS와 상악 전치 치조골 사이에서 가장 깊은 점

B(supramentale): Pog과 하악 전치 치조골 사이에서 가장 깊은 점

Go(gonion): ramal plane과 mandibular plane이 이루는 각도를 양분하는 선이 하악과 만나는 점

Me(menton): symphysial outline의 최하방점

Gn(gnathion): mandibular plane과 facial plane이 이루는 각도를 반분하는 선이 symphysis와 만나는 점

Pog(pogonion): symphysis의 최전방 point

ANS: anterior nasal spine의 tip

PNS: hard palate에 있는 palatal bone의 posterior spine의 tip

P(porion): external auditory meatus 상연의 point

Or(orbitale): bony orbit의 최하방점

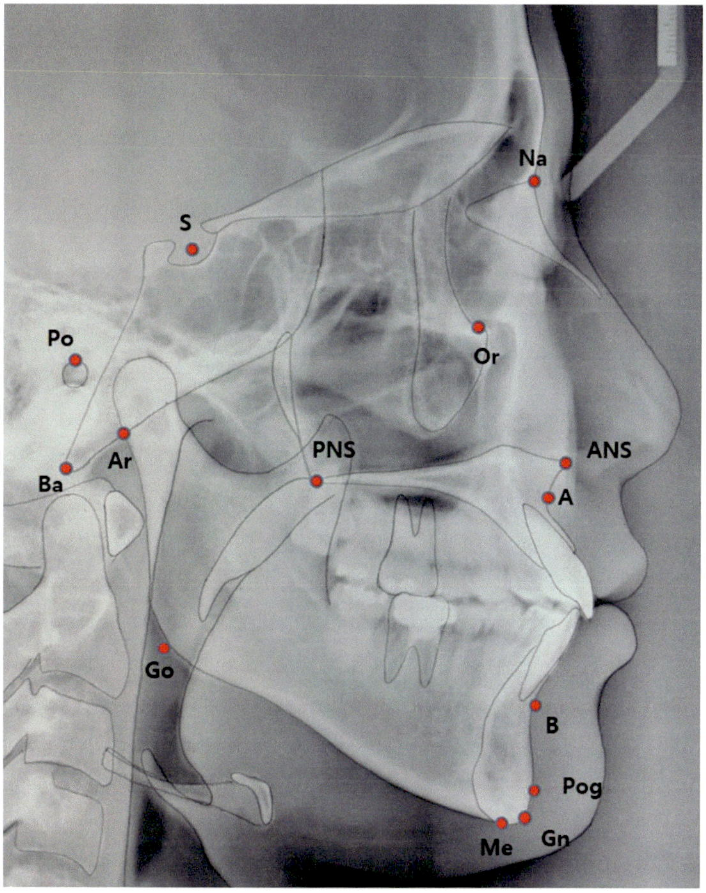

(2) 연조직계측점(그림 2-6)

N′(soft tissue Nasion): S-N을 연결한 연장선이 측모와 만나는 점

Pn(pronasale): 코의 최전방점, 코끝점

Cm(columella): 비주의 최전방점

Sn(subnasale): 비주가 상순과 교차되는 점

A′(상순의 변곡점과 subnasale 사이에서 가장 깊은 부분)

Ls(labiale superius): 상순의 변곡점

Stms(stomion superius): 상순의 최하방점

Stmt(stomion inferius): 하순의 최상방점

Li(labialeinferius): 하순의 변곡점

B′: 하순과 턱사이에서 가장 깊은 부분

Pog′: 연조직 pogonion

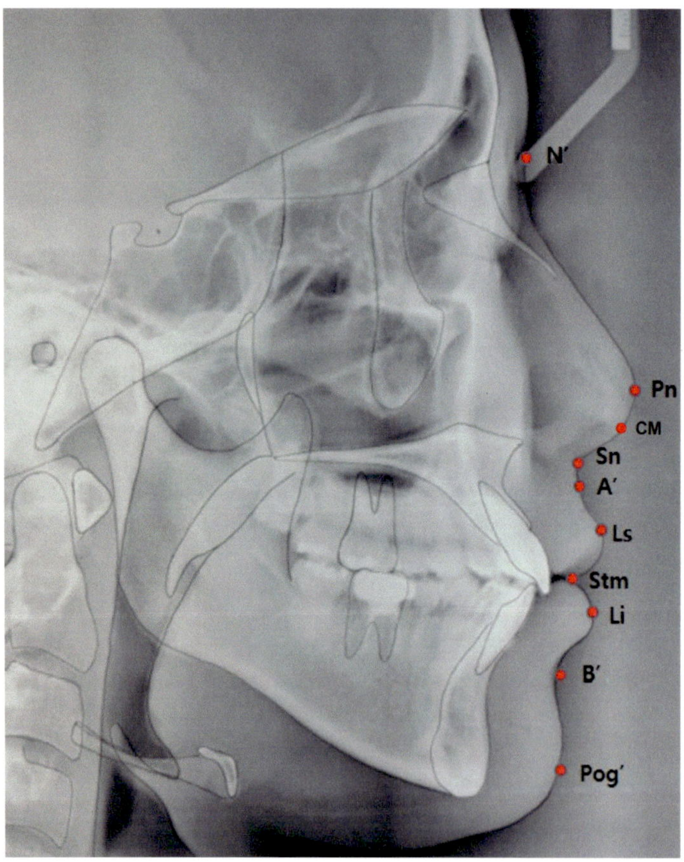

2) Reference planes(그림 2-7)

SN plane(S-Na): sella에서 nasion까지의 평면

FH plane(Po-Or): 해부학적 porion에서 orbitale까지의 평면

Palatal plane(ANS-PNS): PNS와 ANS를 연결한 선으로 구개평면을 표시

Occlusal plane:

(1) Downs의 교합평면: 상하악 제 1대구치의 교합면과 절치 수직피개의 중간을 연결한 평면

(2) 기능적 교합평면: 상하악 제 1대구치간의 중점과 상하악 제 1소구치간의 중점을 연결한 평면

Mn. Plane(Go-Me): 하악골 하악지의 최하방점(gonion)과 menton까지의 평면

Facial plane(Na-Pog): Nasion에서 pogonion까지의 평면

Ramal plane: articulare에서 하악지후연을 지나는 접선

AB plane(A point – B point): A점과 B점을 연결한 선

Esthetic plane: 코끝에서 연조직 pogonion까지의 평면

Y axis(S-Gn): sella turcica에서 gnathion까지 연결한 선

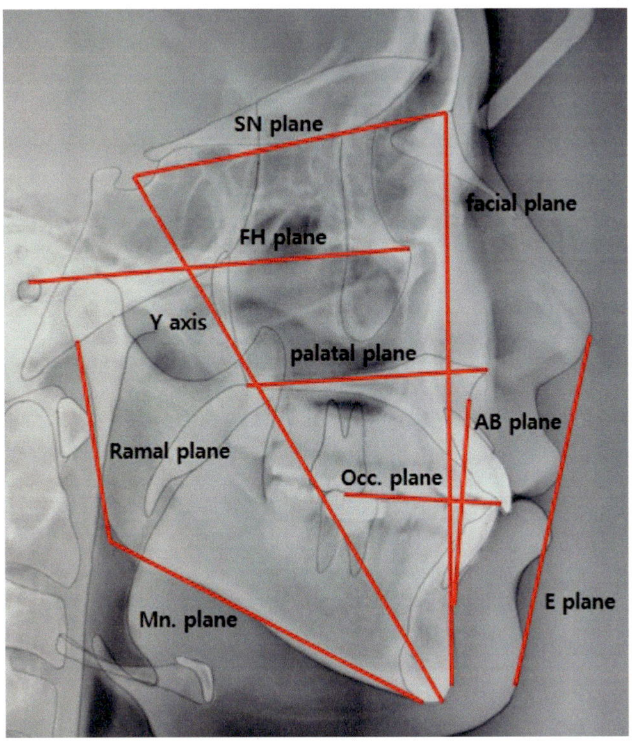

3) Reference angles(그림 2-8)

SNA: SN과 NA선 사이의 각

SNB: SN과 NB선 사이의 각

ANB: SNA각과 SNB각 사이의 차

Facial plane angle(S-Na-Pog): 하악골 전후방 관계를 의미

Saddle angle(Na-S-Ar): condyle의 전후방 관계를 의미

Articular angle(S-Ar-Go)

Gonial angle(Ar-Go-Me)

Facial angle(FH-NPo)

Facial convexity(N-A-Pog)

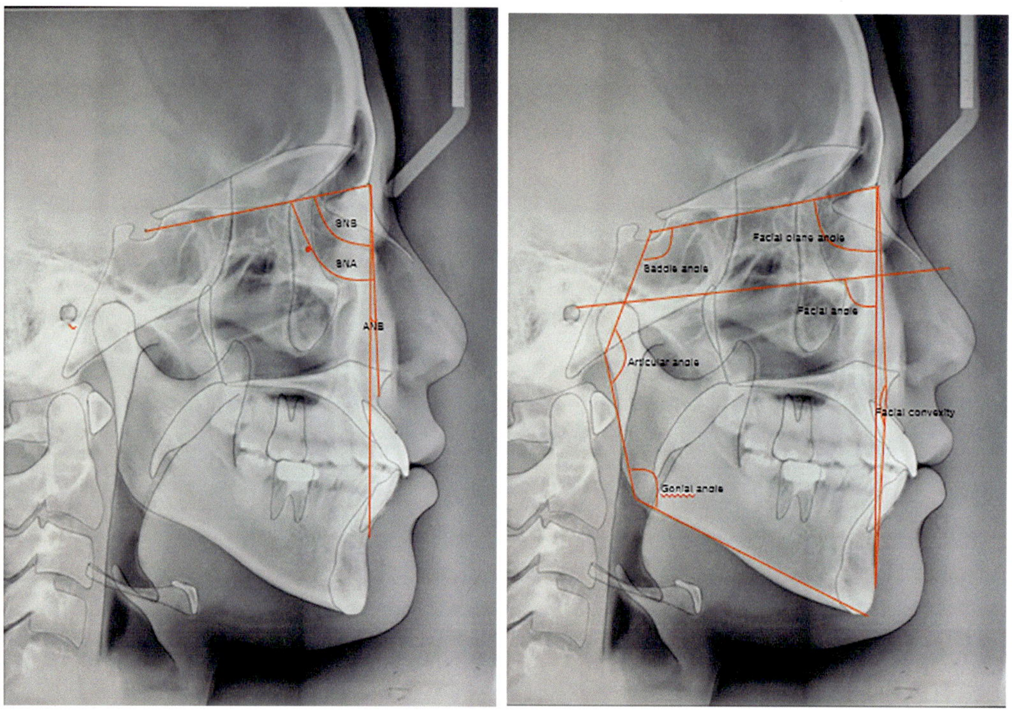

4) 분석법

세계 2차대전 이후 일리노이 대학에서 개발한 다운스(Downs) 방법을 필두로 이후 스타이너(Steiner), 윗츠(Wits), 리케츠(Richets), 맥나마라(McNamara) 등이 다양한 분석 방법을 소개하였다. 각각의 방법들은 중점적으로 분석하고자 하는 영역이 다를 수 있으며, 두개안면 구조의 변이에 따라 분석의 한계점이 존재할 수 있으므로 이 중 하나의 방법만으로 모든 증례를 판단할 수 없다. 따라서 임상가는 다양한 분석 방법을 서로 조합, 보완하여 환자 개개인의 골격적, 치아적 특성을 분석해야 한다.

두부방사선 규격 사진 계측은 크기 계측과 더불어 두개저의 수평기준선에 대한 상하악골의 상대적인 위치분석에 자주 사용되는데, 이때 수평기준선으로 가장 많이 사용되는 것이 외이도의 상연(Porion)으로부터 안와의 하연(Orbitale)을 이은 프랑크푸르트 평면이다(Frankfurt horizontal plane, FH plane). 이 평면은 또 다른 수평기준선으로 많이 사용되는 SN plane(sella turcica로 부터 비골과 전두골 사이의 봉합(Nasion)까지의 선)과 평균적으로 6~7°의 경사를 이루며 하방에 위치한다. 프랑크프루트 평면은 두개골의 자연적인 위치(natural head position)에 근접하다는 이유로 널리 사용되나, 몇몇 사람에서는 약 10° 정도까지의 큰 차이를 보이기도 한다. 따라서 두부방사선 계측 사진을 촬영할 때 이완된 상태로 멀리 물체를 바라보거나, 거울에 비친 자기 눈을 바라보도록 하는 등의 방법으로 자연적인 머리의 위치를 설정하도록 하는 것이 중요하다. 그리고 임상가는 실제 프랑크프루트 평면과 SN plane이 이루는 경사를 주목하여 아래에 설명할 계측치 분석 전에 6~7° 이상의 차이가 난다면, 보정을 시행하거나 추가적인 분석 방법을 사용하여 이를 보완해야 한다.

본 책에서는 전두개저에 대한 상하악골의 다양한 분석 방법과 계측치 중에서 상악골 열성장형 골격성 Ⅲ급 부정교합을 판단할 수 있는 항목들에 대해서 살펴보고자 한다. 그림은 부산대학교 교정과에서 주로 사용하는 수치 중 일부이다(그림 2-9).

Measurement	Mean	S.D.	2018.08.06
Saddle angle (deg)	125.90	4.40	117.63*
Articular angle (deg)	147.68	5.25	141.67*
Gonial angle (deg)	118.60	5.80	125.13*
Ant. Cranial Base (mm)	69.30	2.70	65.97*
Post. Cranial Base (mm)	36.70	3.20	40.50*
Ramus height (mm)	51.60	4.20	54.94
Body length (mm)	76.00	4.00	78.63
Maxillary base (mm)	46.90	2.19	47.94
Ramus ratio	74.00	3.00	83.28***
Mn. body ratio	108.00	5.00	119.19**
Maxillary ratio	68.07	3.00	72.67*
Ant. Facial Height (AFH) (mm)	127.40	5.60	122.41
Post. Facial Height (PFH) (mm)	85.00	5.50	90.27
PFH/AFH	66.80	4.20	73.74*
Y-axis to SN (deg)	71.92	3.71	60.14***
SNA (deg)	81.60	3.10	88.92**
SNB (deg)	79.10	3.00	92.42〉〉
ANB difference	2.40	1.80	-3.50***
APDI	85.70	4.00	97.79***
SN-FH (deg)	7.00	2.00	3.88*
SN-GoMe (deg)	36.00	4.00	24.33*
palatal to GoMe (deg)	26.20	4.40	24.19
FH-occusal (deg)	13.00	2.00	3.65〈〈
Occlusal plane to GoMe (deg)	19.09	4.74	16.89
SN-palatal (deg)	8.40	3.00	-0.24
ODI	72.10	5.50	54.38***
U1-SN (deg)	107.00	6.00	120.67**
FH-Mandibular plane (FMA) (deg)	25.00	2.00	20.54**
L1-FH (FMIA) (deg)	67.00	2.00	75.56〉〉
L1-Mandibular plane (IMPA) (deg)	95.90	6.30	83.91*
Interincisal angle (deg)	124.00	8.30	131.00
U1-FH (deg)	119.90	2.00	124.56**
L1. Inclination (deg)	25.00	2.00	26.09
U1 to facial plane (mm)	9.90	3.04	0.84**
L1 to facial plane (mm)	5.87	2.93	3.09
A point-N Perpend (mm)	0.40	2.30	3.01*
Pog-N Perpend (mm)	-1.80	4.50	13.93***
U1 to MxOP (deg)	55.16	3.48	52.44
L1 to MnOP (deg)	65.90	3.80	78.53***
U1 to A vert.	0.85	3.09	7.32**
L1 to A-Pog (mm)	4.55	2.10	5.70

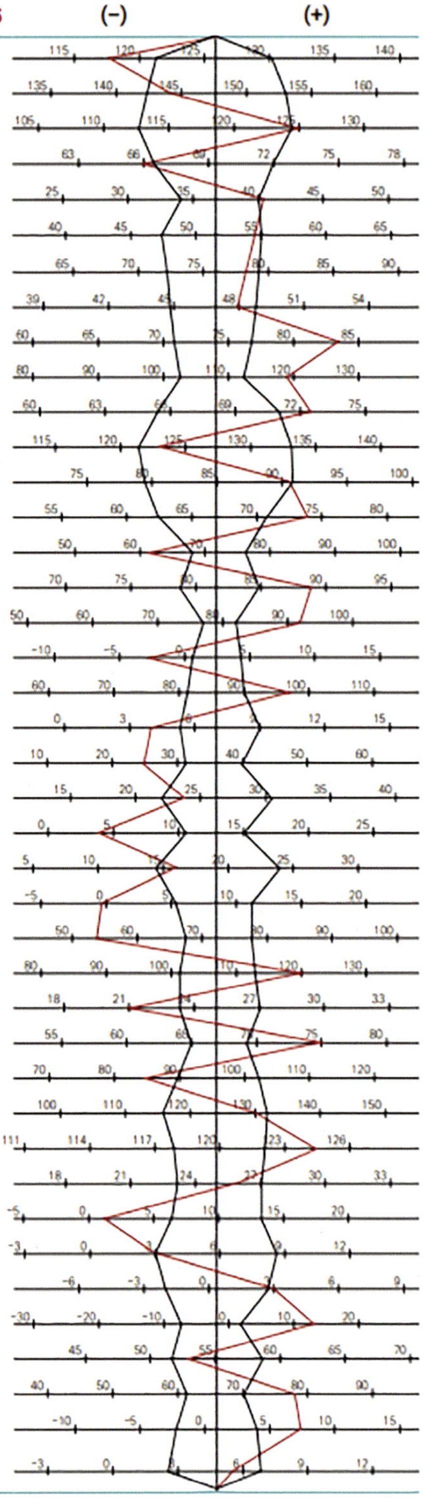

그림 2-9. 두부방사선규격사진 계측표.

(1) 전두개저에 대한 상악골의 수평적 위치 관계 평가

악골의 전후 관계는 악골의 절대적 크기뿐만 아니라 전두개저에 대한 상대적인 위치에 의해서 결정된다.

i. Downs 분석

다운스 분석은 FH plane을 기준으로 측모 profile의 분석에 중점을 두고 있다.

- Angle of convexity: 이는 N-A line과 A-Pog line이 이루는 각으로 측모의 볼록함(convexity)과 오목함(concavity)를 나타낸다. 골격성 Ⅲ급 부정교합 환자에서는 A point가 facial plane보다 후방에 있을 때는 (-)각으로 나타나 오목한(concave) 측모를 보이게 된다.

ii. Steiner 분석

스타이너 분석은 SN plane을 수평기준선으로 전두개저에 대한 상악의 상대적인 전후 위치를 평가할 수 있게 한다.

- SNA: Sella-Nasion-A point 사이의 각도로 계측된다. 가장 흔히 쓰이는 수치로 정상 수치는 82°이다. 따라서 상악골 열성장을 보이는 골격성 Ⅲ급 부정교합 환자에서는 이보다 작은 수치가 관찰될 것이며 일반적으로 80° 이하라면 상악골 후퇴로 해석될 수 있다.
- SNB: Sella-Nasion-B point 사이의 각도로 계측되며, 정상 수치는 80°이다.
- ANB: A point - Nasion - B point 사이의 각도이다. SNA와 SNB 사이의 차이로 표현되며, 정상 수치는 2°이다. (+)값일 경우 상악골의 전방위치, (-)값을 경우 하악골의 전방위치로 해석된다.

또 다른 분석치는 Nasion과 A point를 연결한 NA line에 대해서 상악 전치의 절단연까지의 거리를 측정하는 방법으로, U1-NA로 주로 표현된다. 이는 상악기저골로부터 상악절치가 상대적으로 얼마나 돌출했는지를 보여주며 치아의 보상성 이동과 경사를 알려준다.

그러나 Nasion은 전후방적/수직적 위치 변이가 많은 기준점이라는 것을 유념하여야 한다. 이러한 해석은 Nasion이 정상범위에 존재하는 경우에만 유용하며, 항상 Nasion의 위치가 적절한지 먼저 파악하고 분석을 시행하는 것이 바람직하다. 대표적으로 Nasion의 위치를 평가하는 방법은 SN plane과 FH plane에 간의 경사도를 이용하는 것으로, 이 값이 평균치인 6~7° 정도가 아닌 경우 위치보정을 하거나 다른 분석법을 사용하는 것이 더욱 바람직하다(그림 2-10).

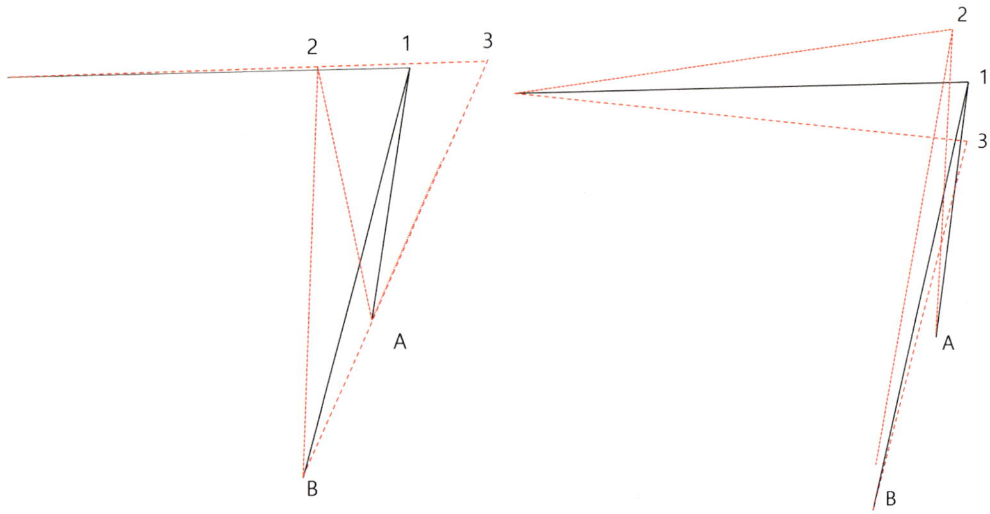

그림 2-10. **Nasion의 위치가 수직적/수평적으로 바뀜에 따라 SNA, SNB, ANB 수치가 변화할 수 있다. 따라서 이러한 수치를 사용하기 전 nasion의 위치적절성에 대한 평가가 반드시 필요하다.**

iii. Ricketts 분석

리케츠 분석은 환자의 치료 전 상태뿐만 아니라, 성장기 아동에서 미래의 성장이나 치료 효과를 예측하는 데 중점을 두고 있다. 이 중, 상악골의 위치 관계를 파악할 수 있는 분석치는 Convexity of A point이다.

- Convexity of A point: A point로부터 facial plane까지의 거리로 정의된다. 9세 아동에서는 2mm이며, 성인에서는 0mm로 A point가 facial plane 상에 위치하게 된다.

iv. Coben's 분석

이 방법은 FH plane을 수평 기준선으로 하였고, 이 선에 수직인(perpendicular) 선을 수직 기준선으로 하여, 두개안면 구조를 심도(depth)와 고경(height)으로 분류하여 분석하였다.

중안면 돌출도(middle face prognathism)는 두개기저 심도(depth of cranial base)에 중안면 심도의 백분율로 표시한다.

- 두개기저 심도는 basion과 nasion 사이의 거리를 FH 평면에 평행하게 계측한다.
- 중안면 심도(depth of middle face)는 basion에서 A point까지의 거리이며, basion-sella, sella-Ptm, Ptm-A point까지 3부분으로 구성할 수 있다.
- 중안면 돌출도는 두개기저 심도(basion-nasion)에 대한 3부분들의 백분율로 표시한다.

v. McNamara 분석

맥나마라 분석법은 1980년대 고안된 방법으로 프랑크푸르트 평면을 수평 기준선으로, Nasion에 수직선(Nasion perpendicular plane)을 수직 기준선으로 사용하였다. 이를 토대로 두개저에 대한 상악의 관계를 파악할 수 있다.

- A to N-perp FH: Nasion에서 FH plane에 수선을 내려, A point까지의 거리로 측정한다. 상악의 전후 위치는 Nasion 수직선(perpendicular)에 대해 이 선에 위치하거나 약간 앞에 위치하는 것을 정상 수치로 보았다. 마찬가지로 수직선에 대해 상악 절치의 수평위치를 계측하여 상악 절치 돌출도를 평가할 수 있다. 그러나 이러한 수치 또한 Nasion의 위치에 영향을 받을 수 있으므로 전두개저가 짧은 Ⅲ급 부정교합 환자에서는 주의가 필요하다.

vi. Maxillary base length

Paolo에 의해 고안된 Quadrilateral 분석법 중 골격 평가를 위한 계측치 중 하나로, "잘 조화된 안모에 있어서 상악기저골 길이(maxillary base length)와 하악기저골 길이(mandibular base length) 사이에는 1:1의 비율을 보인다"라고 제안되었다.

Maxillary base length는 구개 평면(ANS-PNS)에 투영된 가상의 A point에서 PNS까지의 거리를 말한다. 상악기저골의 크기를 알려주며, 전두개저나 하악체의 길이와 비교하여 상악의 성장을 파악하는데 이용된다. 상악골 성장이 저해된 구순구개열 등의 환자에서 작은 수치를 보인다.

표 2-2. 두개저에 대한 상악골 위치관계 지표 (한국 성인 표준치)

			Mean	SD
Angle of convexity	(degree)	Male	2.36	4.39
		Female	3.65	4.65
SNA	(degree)	Male	82.48	3.23
		Female	81.62	3.15
Convexity of A point	(mm)	Male	1.30	2.41
		Female	1.90	2.41
A to N perp - FH	(mm)	Male	0.01	3.51
		Female	0.85	3.09
Ba - S / Ba - N			24.9	2.19
S - Ptm / Ba - N			20.7	2.82
Ptm - A / Ba - N			51.4	2.54
Ba - A / Ba - N			97.0	3.24

상악골 열성장을 보이는 Ⅲ급 부정교합 환자에서 악정형 치료의 예후를 결정하는 중요한 요소 중 하나로 안모의 특성과 악골의 수직적 성장 방향이 있다. 이는 대부분의 악정형 치료 장치가 하악골을 시계방향, 즉 후하방으로 회전시키기 때문이다. 이에 따라 턱끝의 후방이동이 동반되어 턱끝의 돌출도를 감소시킬 수 있으나, 장안모 환자에게서는 안모를 더욱 길게 하여 안모를 악화시킬 수도 있다. 이러한 수치들은 단독으로 의미를 파악하는 것도 중요하지만, 다른 부위에 보상이 나타날 수도 있으므로 조합하여 분석하는 것이 필요하다.

(2) 안모의 특성 및 성장 방향 파악

ⅰ. Saddle angle (N-S-Ar): Saddle angle의 감소는 악관절 및 악골의 전방 변위를 나타낸다. 8세 이후에는 연령에 따라 크게 변화하지 않으며, 평균적으로 125°이다. 이 각이 감소하게 되면 하악이 두개저와 상악에 비해 전방에 위치하여 하악 돌출도가 커진다.

ⅱ. Articular angle (S-Ar-Go): 성장기 동안에 거의 변화가 없으며, 148°이다. 이 각이 감소하게 되면 하악은 전돌 되며, 전안면 고경이 감소한다. 이 각도가 크게 되면 개방교합이 나타날 수 있다.

ⅲ. Gonial angle (Ar-Go-Me): 성장기 동안에 감소하는 경향이 있으며, 하악의 형태 뿐만 아니라 하악의 성장 방향을 암시하기도 한다. 이 각이 감소하게 되면 하악의 성장 방향은 수평적이며, 악정형 치료의 결과가 좀 더 유리할 수 있다.

ⅳ. Björk Sum (saddle angle + articular angle + gonial angle): 세 각의 합한 수치로 평균 396°이다. 이 각이 크게 되면 하악골은 수직-시계방향 성장을 하게 되며, 작게 되면 수평-반시계방향 성장을 하게 된다.

악골의 성장 방향은 보통 Y-axis의 방향과 일치한다고 알려져 있으나, 수직 방향 혹은 수평 방향에 대한 정보도 준다. 성장 방향의 파악에 가장 유용한 정보는 후안면 고경의 전안면 고경에 대한 백분율로 결정한다.

ⅰ. Y axis to FH: 하악골의 성장 방향을 나타내는 각도이며, 59.4°가 정상치이다.

ⅱ. Anterior Facial Height (N-Me): 전안면 고경으로 얼굴의 전방 상하 길이를 나타낸다.

ⅲ. Posterior Facial Height (S-Go): 후안면 고경을 일컫는다.

ⅳ. Posterior to anterior facial height ratio (S-Go/Na-Me X 100, %): 62%가 정상 수치로서 전안면 고경에 대한 후안면 고경의 비율이다. 56~62% 사이일 경우 수직-시계방향 성장이 예상되며, 65~80%를 보일 경우 수평-반시계방향 성장이 예상된다.

(3) 전두개저에 대한 상하악골의 수직적 위치 관계 평가

앞서 설명한 대로 악골의 수직 관계는 안모의 수직적 특성뿐 아니라 악골의 전후방 위치에도 영향을 끼치며, 악정형 치료의 시행 여부 및 예후를 판단하는 데 중요한 요소이다. 만약 하악이 회전을 보이면 같은 길이의 하악체라 하더라도 B point가 후방에 위치하는 효과를 나타내며, 상악의 경우도 마찬가지로 상악이 후하방으로 회전되면 전치가 직립하게 되고 A점이 후방에 위치하게 된다.

i. SN-Mn: SN plane과 하악평면(Go-Gn plane)이 이루는 각으로 하악 전방부의 개방 정도와 수직 고경을 보여준다. 정상치는 32°이다.

ii. Pal-Mn: 구개평면(PNS-ANS)과 하악평면(Go-Gn plane)이 이루는 각으로, 이 각이 크게 되면 하악이 후방으로 회전되고 수직 성장을 보인다.

iii. AB to Mn: AB plane과 하악평면이 이루는 각으로, 수치가 작을수록 하악골이 전돌된다. 이 수치가 60° 이하일 경우, 악정형 치료의 예후가 불량한 것으로 연구되었다.

iv. ODI(Overbite depth indicator) (그림 2-11): 수직피개의 골격적 특성을 파악하기 위해 제시되었다. 이는 AB to Mn 각과 FH to Palatal plane의 각을 합한 수치로 71.9°가 정상 수치이며, 이보다 작으면 골격성 개방교합의 특성을 보이고 크면 골격성 과개교합의 특성을 보인다.

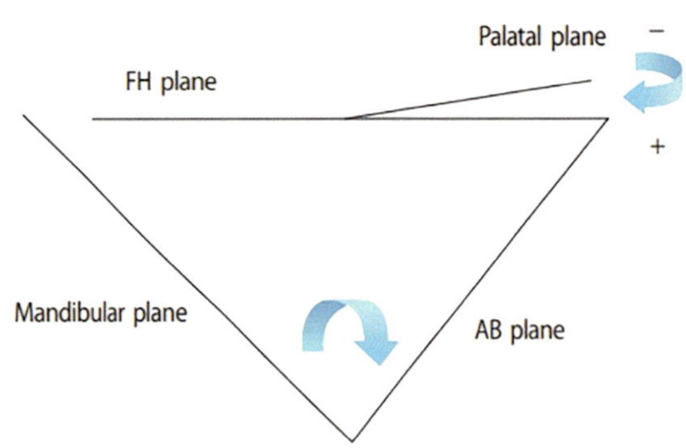

이상에서 살펴본 대로, 전두개저에 대한 상악골의 위치를 다양한 분석 방법을 조합하여 분석하고, 상악골과 하악골의 위치 및 크기 조화를 판단하여, 상악골이 후방에 위치하거나 열성장한 경우를 진단할 수 있다.

3장

상악 성장조절 치료의 이론적 배경

가) 골형성 과정

나) 상악의 성장

다) 상악의 성장조절 치료의 원리

라) 상악 성장조절 치료의 시기

마) 상악 성장조절 치료시 고려 사항

가) 골형성 과정

해부학적으로 골은 편평골(두개골, 하악골, 견갑골, 쇄골, 흉골 등)과 장골(상완골, 요골, 대퇴골, 경골, 비골 등)로 나누어지며, 각각 조직발생학적으로 연골내골화(endochondral ossification)와 막내골화(intramembranous ossification)라는 서로 다른 방식의 골형성 과정으로 형성된다. 두 가지 과정의 주된 차이점은 연골이 형성되는 단계의 유무이다.

① 막내골형성(intramembranous bone formation)

처음 골로 분화할 조직에 결합조직(connective tissue membrane)과 혈관이 분포하게 되는데, 혈류로부터 유입된 간엽세포들이 축적되며 전조골세포(preosteoblast)를 거쳐 조골세포(osteoblast)로 분화되어, 무층골(woven bone)을 합성하게 된다. 이때 석회화가 발생하며 조골세포는 골질 속에 갇히게 되어 골세포가 된다. 무층골의 기둥(trabecula) 사이에 분포된 혈관들이 조혈성 골수를 형성하기 시작하며, 무층골은 활성화 - 흡수 - 생성의 과정을 거치며 점차 층판골로 대체되게 된다.

상악골(maxilla)을 포함하여 두개골(skull)을 이루는 대부분의 편평골(flat bone)이 막내골화를 통하여 형성된다(그림 3-2). 일단 형성된 골들은 주변 다른 골과의 봉합(suture)에서의 침착(deposition)을 통하여 성장하게 되므로 봉합부 성장(sutural growth)이라고 부르기도 한다. 주로 주변 환경의 영향으로 성장한다고 알려졌다.

② 연골내골형성(endochondral bone formation)

연골내골화는 연골에서 골이 형성되는 연골(cartilage)에서 골이 형성되는 기전이다. 장차 골이 될 위치의 간엽세포들이 조연골세포(chondroblast)로 분화하여 연골성 기질을 분비하여 연골을 형성한다. 조연골 세포는 점차 연골성 기질에 갇혀 연골세포가 되나, 혈관이 없어 연골막(perichondrium) 안에서 점차 세포자멸(apoptosis)하여 석회화된다. 이후 연골막으로부터 혈관이 증식, 침투하게 되고 이를 따라 유입된 세포들로부터 파골세포와 조골세포(osteoblast)가 분화되어 무층골(woven bone, primary spongiosum)을 생성한다. 이후 무층골과 연골의 잔여물이 다시 층판골로 대체된다(lamellar bone, secondary spongiosum).

연골내골화는 장골(long bone)과 하악골의 과두(condyle) 등의 형성 과정에 관여한다. 일반적으로 유전의 영향으로 성장한다고 알려졌다.

나) 상악의 성장

위 2가지 중 하나의 형성 기전을 통하여 형성된 골들은 점차 골흡수(resorption)와 골침착(apposition)에 의한 재형성(remodeling)을 통하여 계속 성장하여 크기와 모양을 갖추게 된다. 일반적으로 조직 분리력을 가지며, 골의 양적 증가를 담당하고 연골내골화가 이루어지는, 유전 정보에 의해 골성장이 독립적으로 이루어지는 부위를 성장중심(growth center)이라고 하며 이에 반해 주변의 환경에 의해 영향 받아 성장하는 부위를 성장지역(growth site)이라고 한다.

상악은 다른 편평골들과 마찬가지로 막내골화(intramembranous ossification)을 통하여 형성되며 연골이 관여하지 않는다. 따라서 상악은 자체에 유전인자를 갖고 있지 않으며 주변 조직들의 환경적 요인에 의하여 성장이 조절되는 성장지역이라고 볼 수 있다.

상안면의 성장은 다음과 같은 4가지 방법으로 이루어진다. (1) 연골이 골로 대체되는 방법으로,

주로 두개저의 접형후두골, 접형사골 결합부(spheno-occipital, sphenoethomoidal junction)에서 발생하여 안면의 전방성장에 기여한다. (2) 골들의 표면에서 발생하는 개조성흡수를 포함한 침착성 성장으로서 모든 방향으로의 성장을 유발한다. (3) 비중격연골(Nasal cartilaginous septum)의 성장 방법으로 안면과 구개골의 전하방 성장에 영향을 미친다. (4) 봉합성장(sutural growth). (Sarnat, 1963)

Sarnat(1963) 등은 상안면부의 성장에 대해 알아보고자 원숭이의 관골측두봉합, 전두관골봉합, 전두상악봉합, 관골상악봉합, 익돌상악봉합 양측에 방사선 불투과성의 아말감을 표시자(매식체)로 위치시킨 다음, 15개월 간격으로 연속적인 두부방사선 계측사진을 촬영하여 중첩한 바 있다. 그 결과 관골측두 봉합에서 가장 큰 성장이 관찰되었으며, 모든 매식체들이 전하방으로 이동하는 것을 관찰하였다. 즉 대부분의 상악의 성장이라고 생각되는 것들은 이런 주변 봉합부의 성장으로 인한 이차변위(secondary displacement)라는 것에 주목해야 한다. 요컨대 상악은 전두상악 봉합, 관골상악 봉합, 익돌상악 봉합의 봉합성장으로 인해 상악 복합체를 전하방으로 밀어낸다.

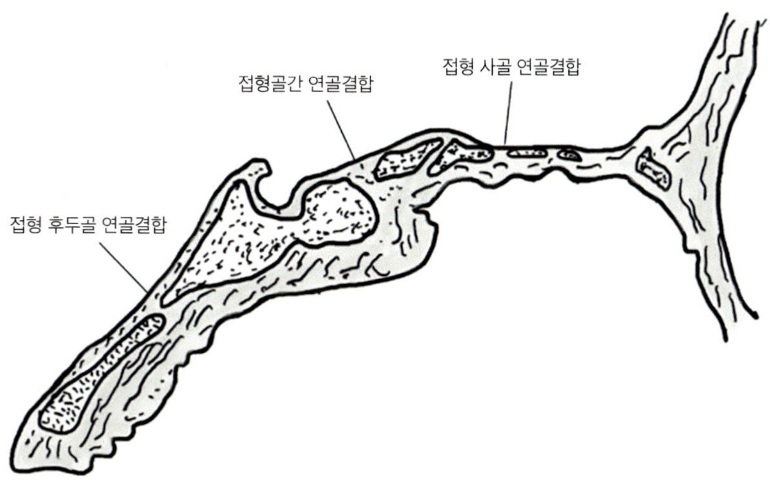

그림 3-1. **전두개저의 연골 결합**

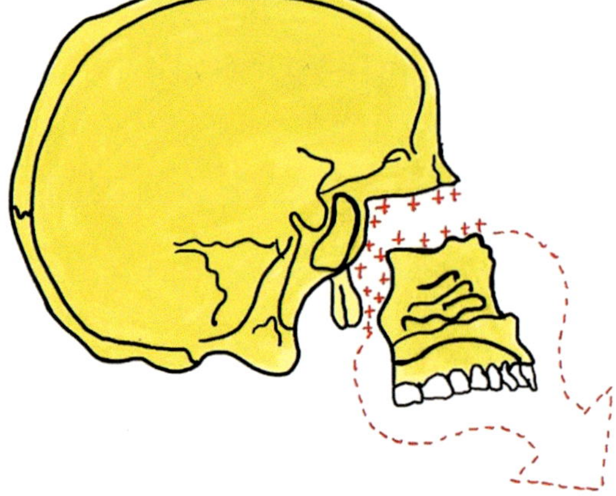

그림 3-2. **전두개저와 상악골 사이의 봉합(suture)에 의한 성장**

Bjork는 45명의 소년의 상악에 길이 1.5mm, 지름 0.5mm의 금속 임플란트를 식립한 후 상악 봉합부분의 성장을 분석한 바 있다(Bjork, 1966). 그는 상악의 성장은 상악의 전방부에서 골막성 골침착이 일어나며 성장하는 것이 아니라, 구개골과 접하는 상악결절에서의 골막성 골침착(periosteal apposition)에 의해 발생하는 것이라고 기술하였다. 높이성장은 전두돌기와 관두돌기의 봉합성장과 더불어 치조골 하연에서의 골막성 골침착에 의하여 발생한다. 더불어 전두개저를 기준으로 중첩한 결과 상악골의 성장은 전두개저에 대하여 평균 51° 전하방으로 발생하였다.

다) 상악의 성장조절 치료의 원리

Enlow(1996)는 그의 책에서 상악골봉합은 tension-adapted collagenous connective tissue로 되어 있다고 지적하였다. 봉합조직의 특성상 외력에 의한 적응 능력이 존재하므로, 이를 이용하여 상악 성장조절을 할 수 있다. 즉, 상악열성장의 경우 상악에 전하방력을 가하여 봉합부(suture)에 성장을 촉진하는 자극을 주게 되면 상악 성장을 촉진할 수 있다(그림 3-2). Kambara(1977)는 상악골 견인시 상악골 주변 봉합이 분리되며 결합조직 섬유가 신장이 일어나 신생골이 침착될 수 있음을 보고한 바 있다.

상악의 전방견인이 하악의 성장에 미치는 영향은 없을까? 하악 과두의 연골성장은 유전적으로 결정된다고 하지만, 하악골의 변위에 의한 2차적 적응과정이기도 하다는 개념을 적용해 보았을 때 Moss의 기능요소 중 하나인 상하악간의 교합으로 인하여 하악의 성장이 크게 좌우될 수도 있다. "구조와 기능은 관계가 있다"는 말처럼 악골이 성장하거나 변위 될 때에는 언제나 치아도 함께 적응하며 변화하며, 반대로 교합으로 인하여 악골의 성장이 변화하기도 한다. 예를 들면 Bjork(1963, 1972)는 하악의 성장 형태에 따라서 치아의 맹출 방향에 큰 차이가 있음을 설명한 바 있다. 특히 Moss의 기능성 기질이론(functional matrix theory)에 의하면 하악 과두는 단지 수동적으로 적응하는 구성 요인으로 보고 있다.

즉, 상악을 전방 견인하여 적절한 교합을 형성할 수만 있다면, 하악의 성장을 조절할 수 있다. 만약 교합적인 원인으로 원치 않는 두개안면골의 성장이 일어나고 있다면, 조기에 발견하고 치료함으로써 더 바람직한 성장으로 유도할 수 있을 것이다.

라) 상악 성장조절 치료의 시기

상악골 열성장에 의한 골격형 Ⅲ급 부정교합의 치료 시기는 여러 학자들 간에 많은 논란이 있으나, 가능하면 조기에 치료해 줄 때 더 효과가 좋을 것이다. 다만 6세까지의 상악 성장은 주로 전두개저의 연골결합에 의한 성장이므로 악정형력을 가해서 성장을 조절할 여지가 없지만, 7세 이후의 상악 성장은 전두개저와 상악 사이의 봉합부에 의한 성장이므로 이 시기 이후에 악정형력을 이용한 성장조절 치료를 시행함이 바람직할 것이다.

더불어 지나친 조기치료는 영구치 맹출 후의 포괄적 치료 사이에 긴 시간 간격을 만들기도 한다. 따라서 치령 또한 치료 시기의 결정요인으로 볼 수 있는데, Irie와 Nakamura(1975)는 Hellman's dental age ⅡC와 ⅢA 사이의 5~9세를 가장 적절한 치료 시기로 보았다. Campbell(1983)은 상악 제 1대구치와 중절치 및 측절치가 맹출 된 이후에 상악골을 전방 견인할 것을 추천하였다.

Proffit(1986)는 유치열기에 치료를 시작할 경우 치료 기간이 길어지며, 너무 이른 나이의 치료는 원래의 성장 양상에 의해서 재발될 가능성이 크므로, 영구치가 맹출하기 시작하는 6~8세경에 치료를 시작하는 것이 바람직하다고 보고하였다. 최근에는 전신 마취로 식립해야 하는 미니플레이트(mini-plate, 그림 3-3) 보다는 국소 마취로 장착이 가능한 Mini-screw assisted rapid palatal expander(MARPE)를 이용한 facemask 장치(그림 3-4)를 많이 사용하므로, 이를 이용하기 위해서 상악 제 1대구치가 완전히 맹출한 시점에 상악 성장조절 치료를 하는 것을 추천한다.

이를 고려하였을 때 임상적으로 상악 유전치의 소실과 상악 영구치 중절치의 맹출 시기에 치료를 시작하는 것이 적절할 수 있다. 일반적으로 늦어도 경추골성숙도(CVMS) 평가에서 사춘기 최대성장기에 있는 것으로 평가된다면, 양호한 치료 결과를 얻을 수 있을 것으로 생각할 수 있다.

다만 적절한 성장조절의 시기는 치료에 대한 환자의 인지도 및 협조도 또한 고려해야 하며, 환자 개개인의 상태에 따라 적절한 치료 시기는 얼마든지 달라질 수 있다. 특히 심한 하악전돌 등 외모에 민감한 시기에 심리적으로 사회적인 문제가 나타날 수 있다면 조기에 치료받는 것이 도움이 될 수도 있다.

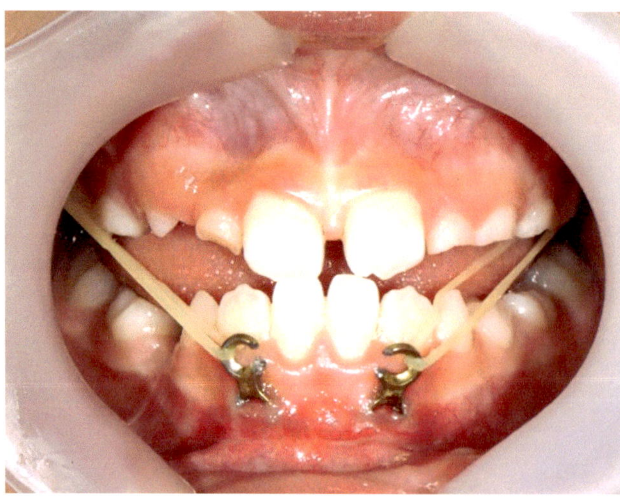

그림 3-3. **미니플레이트(Mini-plate)를 이용한 상악 성장조절 장치**

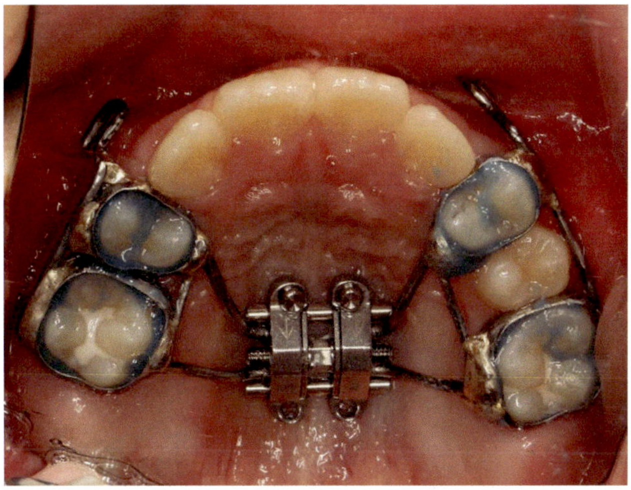

그림 3-4. Mini-scerew assisted rapid palatal expander(MARPE)를 이용한 facemask 장치

마) 상악 성장조절 치료시 고려 사항

상악 성장 조절 치료를 할 경우 상하악간 교합이 변하게 되고, 그로 인해 교합 간섭이 생기게 되면 다시 원래의 교합으로 되돌아가려는 경향이 있다. 또한, 전후방적으로 열성장된 상악의 경우 수평적으로도 성장이 충분하지 않은 경우가 많으므로 교합 간섭도 제거하고 좁은 폭경도 확장하기 위해서 성장조절 치료를 하면서 폭경도 같이 확장해 주는 것이 좋다. 그래서 facemask를 위한 구내 장치로 폭경 확장 기능이 있는 rapid palatal expander(RPE), mini-screw assisted RPE (MARPE) 등이 선호된다.

상악골의 확장이 전방견인의 효과에 영향을 미치는가? 백형선(1995)은 RPE와 labiolingual appliance의 전방견인(protraction)의 효과를 비교한 바 있는데, A point가 RPE 그룹에서는 2.0mm 전방으로 이동했음에 반해 Labiolingual 장치 그룹에서는 0.9mm 가 이동되었다. 더불어 확장하며 전방견인하는 것과, 확장 후 전방견인하는 것을 비교해 본 결과, 전방 이동 정도는 큰 차이가 없다고 보고하였다.

상악골을 확장할 때 정중구개봉합(midpalatal suture)이 이개되는 것 뿐만 아니라 상악골주변봉합부(circummaxillary suture)도 확장되며 골성 저항이 감소하고 유동성이 증가하며, 세포 반응을 활성화시켜 전방 이동에 유리한 환경이 조성되게 된다. Ghoneima(2011)은 급속상악확장(RME)를 시행한 20명의 환자의 두개봉합과 상악 주변부 봉합을 CT로 관찰해 본 결과, 상대적으로 전방부에 위치하는 intermaxillary, internasal, maxillonasal, frontomaxillary, frontonasal sutures 들의 이개가 관찰되었다고 보고한 바 있다.

이러한 확장의 효과를 RPE, MARPE를 이용하여 확장(expansion)과 축소(constriction)을 번갈아 가면서 하는 ALT-RAMEC(ALTernateRApid Maxillary Expansion & Constriction) 프로토콜(그림 3-5)로 facemask를 사용하는 경우 효과가 더 좋다는 논문들도 있다. ALT-RAMAC은 Liou(2005)에 의해 처음으로 소개된 방법으로, 1주일간은 하루 1mm씩 확장을 시행한 후, 다음 1주일간은 하루 1mm씩 축소를 시행하여 과도하게 상악궁을 확장하지 않고도 상악주변 봉합을 보다 더 많이 이개 시킬 수 있다는 개념으로 소개되었다.

Büyükçavuş(2019)가 보고한 바에 의하면, 다양한 논문들에서 기존 방법에 비해 상악골의 전방 이동량이 더 큰 것을 볼 수 있다. Pithon(2016) 또한 그의 systematic review에서 Alt-RAMAC 프로토콜을 사용할 때 RME보다 더욱 효과적이라고 기술하였다.

표 3-1. Alt-RAMAC 프로토콜과 RME 시 효과의 비교 Büyükçavuş MH. Alternate rapid maxillary expansion and constriction (Alt-RAMEC) protocol: a comprehensive literature review. Turkish journal of orthodontics, 2019;32(1):47.

		GROUP 1	GROUP 2	GROUP 3	PROTOCOL/ PROTRACTION FORCE
LIU et al	2015 44 patient 7~13years	7 weeks Alt-RAMEC *	1-week RME 2.11mm (A′)		Daily 1mm 400~500g
MASUCCI et al	2014 31 patient 7~9years	4 weeks Alt-RAMEC * 2.7° (SNA)	1-week RME 1.5° (SNA)	Control group -0.5° (SNA)	Daily 0.4mm 400~500g
ISCI et al	2010 30 patient 11~13years	4 weeks Alt-RAMEC * 4.13mm (A′)	1-week RME 2.33mm (A′)		Daily 0.4mm 700g
DO-DELATOUR et al	2009 18 patient 8~10years	7 weeks Alt-RAMEC 1.4° (SNA)	1-week RME * 2.1° (SNA)	Control group -0.6° (SNA)	Daily 1mm 380g
VIERA et al	2009 20 patient 10~12years	7 weeks Alt-RAMEC 1.92mm (A′)	1-week RME * 2.74mm (A′)		Daily 1mm 500g
LIOU et al	2005 26 patient 9~12years	9 weeks Alt-RAMEC * 5.8mm (A′)	1-week RME 2.6mm (A′)		Daily 1mm 400~500g

다만 여전히 확장과 축소를 반복하며 고정원인 치아에 치조골 소실, 치근흡수, 부착감소와 같은 부작용이 발생할 수 있으며, 반복적인 힘으로 인해 미니스크류(miniscrew)의 탈락이 잦을 수 있다는 지적이 있다. Gandedkar(2021)은 ALT-RAMEC을 시행할 경우 고정원 치아들의 협측치조골의 두께가 감소하였음을 보고하였다. 더불어 아직 재발과 장기간 관찰에 대한 보고가 부족하다. 따라서 일상적인 프로토콜로 ALT-RAMEC을 시행하기보다 치료 시기를 놓친 경우, 혹은 상악골 전방견인이 지체되는 경우 시도해 보는 것이 좋을 것이다.

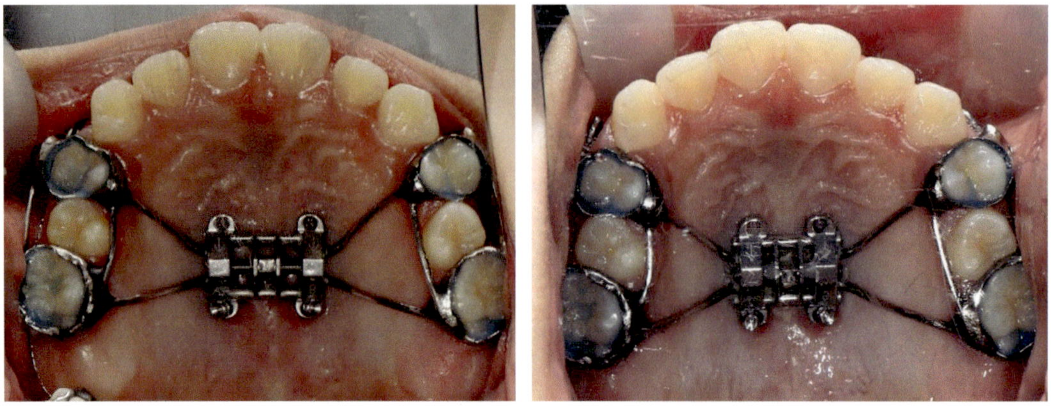

\- 확장(expansion) -　　　　\- 축소(constriction) -

그림 3-5. ALT-RAMEC 프로토콜

4장

Facemask 치료의 최적 시기, 적용 방법 그리고 치료 효과

가) 골격성 III급 부정교합 치료의 시기

나) 치료 시기의 결정

다) Facemask의 적용 방법

라) Facemask의 치료 효과

4장 Facemask 치료의 최적 시기, 적용 방법 그리고 치료 효과

가) 골격성 III급 부정교합 치료의 시기

상악골의 열성장으로 인한 골격성 Ⅲ급 부정교합은 상악골을 수평적, 수직적으로 성장을 촉진하는 것이 근본적인 해결책이다. 이를 위해 정중구개 봉합이나 비상악 복합체의 연골결합(synchondrosis)에 장력을 가하여 확장하면, 그 부위에 골이 형성되면서 성장을 촉진할 수 있다.

상악골 전방견인의 적절한 치료 시기에 대해서는 많은 논란이 존재한다. 1970년대에 facemask를 재도입시킨 Delaire(1971)는 상악골 주변봉합(circummaxillary suture)이 아직 유합되지 않은 시기에 치료해야 한다고 주장하였다. Kambara(1977)는 상악골 견인시 상악골 주변봉합이 분리되며 결합조직섬유가 신장이 일어나 신생골이 침착되며, 이러한 현상은 영구치열기보다 혼합치열기에서 더 활발하게 일어난다고 하였다. Cozzani(1981)는 4세 경에 상악골의 성장방향과 일치하는 구외력을 가하기에 보다 용이하며, 6세 이상이 되면 치료 결과가 제한된다고 주장하였다. Nanda(1978)는 성장이 끝난 원숭이에서 중안면 복합부의 전방변위가 있으나, 성장기 원숭이보다는 소량임을 보였다. Van der Linden(1966)은 조직의 적응력을 고려하였을 때 가급적 일찍 정형력을 주어야 최대한의 효과를 얻을 수 있다고 했다. 이렇듯 골격성 Ⅲ급 부정교합 환자의 악정형적 치료가 사춘기 이전의 어린 나이에 시작되어야 한다는 것이 70~80년대에 발표된 논문들의 공통된 의견이었다.

하지만 위의 연구들은 사춘기 이전에 치료한 증례와 그 이후에 치료한 증례를 통계학적으로 비교한 연구는 아니었으며 단지 소수의 성공적으로 치료된 증례들을 바탕으로 이루어진 임상적 견해일 뿐이었다.

통계적 자료를 바탕으로 한 연령군간의 비교는 90년대에 접어들면서 비로소 시도되었다. Baccetti(1998)는 익돌 상악봉합부(pterygomaxillary suture)에서의 반응 정도의 차이로 인해 혼합치열기 말기보다 혼합치열기 초기에 더 많은 상악골 전방 이동을 보인다고 하였다. 한편 Baik(1995), Sung과 Baik(1998), Hwang 등(1994) 그리고 Merwin 등(1997)은 한두 개의 계측치를 제외한 대부분의 치성, 골격성 계측치에서 통계학적 차이가 없다고 하였다. 또한 Kim 등(1999)은 여러 개의 논문을 종합한 메타분석(meta-analysis)에서 대부분 측정치의 치료 전후 변화량은 나이가 많은 집단(older group)보다 어린 집단(younger group)에서 더 큰 값을 보였으나 그 차이는 크지 않았다고 하였다.

봉합부나 연골결합부의 골화는 10~12세 사이에 완성되기 때문에 성장을 촉진하기 위해서는 적어도 10세 이전에 상악골을 전방견인하는 것이 중요한 치료 요건이라 할 수 있다. 골격 성숙도에 따른 상악 전방견인의 효과를 비교한 Cha의 연구에 따르면, 치료 효과는 최대성장기 이전 그룹과 최대성장기 중 그룹 간에는 차이가 없었으나, 최대성장기 이후 그룹에서는 골격 효과가 감소하고 치아치조 효과가 증가하였다고 보고하였다. 이는 나이가 들면서 상악골 주변봉합이 성숙함에 따라 봉합부 개방이 더 어려워지기 때문으로 해석된다.

하악골의 잔여 성장을 관찰하는 가장 정확한 방법은 연속적인 측모 두부방사선 규격사진이지만, 환자의 성장을 지속적으로 관찰하지 않은 이상 사용하기는 어렵다. 가장 손쉬운 방법은 연대연령이나 치령을 이용하는 것이나, 이는 개인에 따라 변이가 심하며 개인의 성장발육 상태를 반영하지 못하므로 적절한 기준이 되지 못한다. 악정형 장치의 치료 효과는 환자의 성장발육 상태에 따라 크게 좌우되므로 치료연령의 분류기준은 골성숙도와 같이 개인의 발육 연령을 평가할 수 있어야 한다. 골격연령은 신체의 성장 정도와 상관관계가 비교적 높아 많이 이용된다.

① 수완부 골 방사선 사진을 통한 골연령 평가

현재 가장 많이 사용되는 골연령 평가법이다. 수완부는 약 30여 개의 작은 골로 이루어져 있으며, 이들 모두는 예측 가능한 골화단계를 가지고 있어 이를 통해 아동의 골격 성장을 유추할 수 있다. Grenlich, Pyle 등(1950)은 태아에서부터 19세까지의 수완부 골의 남, 여 표준 도해를 제작하여 개인의 골성숙도를 측정하였다. Tannerd와 Whitehouse는 전체 손가락의 성숙상태가 아닌 부위별 개별 골을 평가하는 방식을 소개했으며, 계속 개정되어 최근 산업화 영향으로 발생한 조기 성숙과 신장 증가를 반영한 평가법을 제시하였다.

Fishman(1982)은 엄지, 중지, 식지, 요골 상에서의 여섯 부위의 수완부 골에서의 성숙도를 11단계에 따라 평가하는 골성숙도 지표(skeletal maturity index, SMI)를 제시하였다. 이중 종자골(sesamoid)은 4단계에 발견되고 이 시기를 사춘기 초입에 들어선 것으로 판단하며, 종자뼈가 관찰되고 약 1년 후 최대성장기에 이르게 된다. 중지 중간 마디뼈의 capping 시기에는 골단의 양측 경계가 두터워지고 골간에 모자를 씌운 것처럼 편측이나 양측에서 날카로운 각을 이루게 되는데, 이 시기는 보통 최대성장기의 정점을 나타낸다. 요골(Radius)의 완전한 융합은 성장이 완료되었다는 의미이다(그림 4-1).

대부분의 평가법은 술자의 숙련도가 필요하며, 이를 보완하기 위해 지속적인 자동화 노력이 있어 왔다. HANDX를 필두로 하여 최근에는 Bone Xpert(2009, Visiana Inc.), VUNO Med-Bone Age(2018, Vuno. Inc.), MediAI-BA(2020, Crescom Inc.)와 같은 합성곱 신경망 기반의 수완부 방사선사진 분석법이 제안된 바 있으며, 대부분 Greulich-Pyle atlas method와 TW3 method를 기반으로 하고 있다. 이러한 프로그램들은 웹기반의 판독 보조 AI 프로그램으로, 판독자의 주관성에서 벗어나 쉽게 골 연령을 평가할 수 있도록 도와준다(그림 4-2).

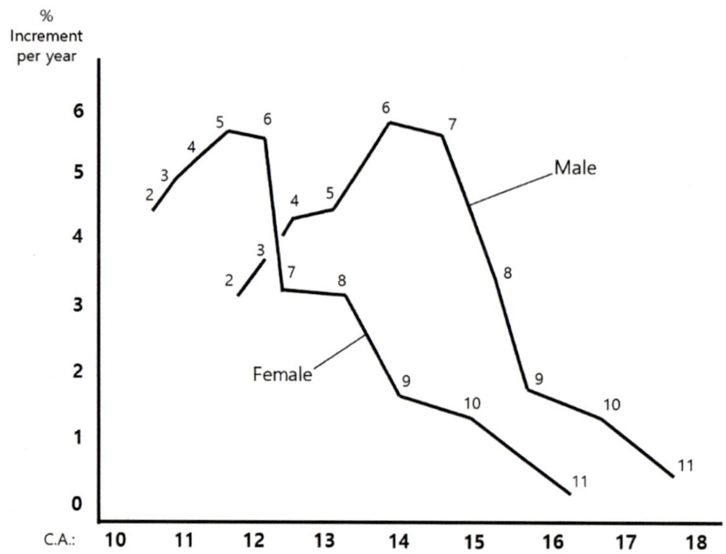

그림 4-1. Fishman(1982)에서 제시된 평가방법과 남녀의 평균 신장성장곡선. 남아는 6단계에서, 여아는 5단계에서 최대성장을 보인다.

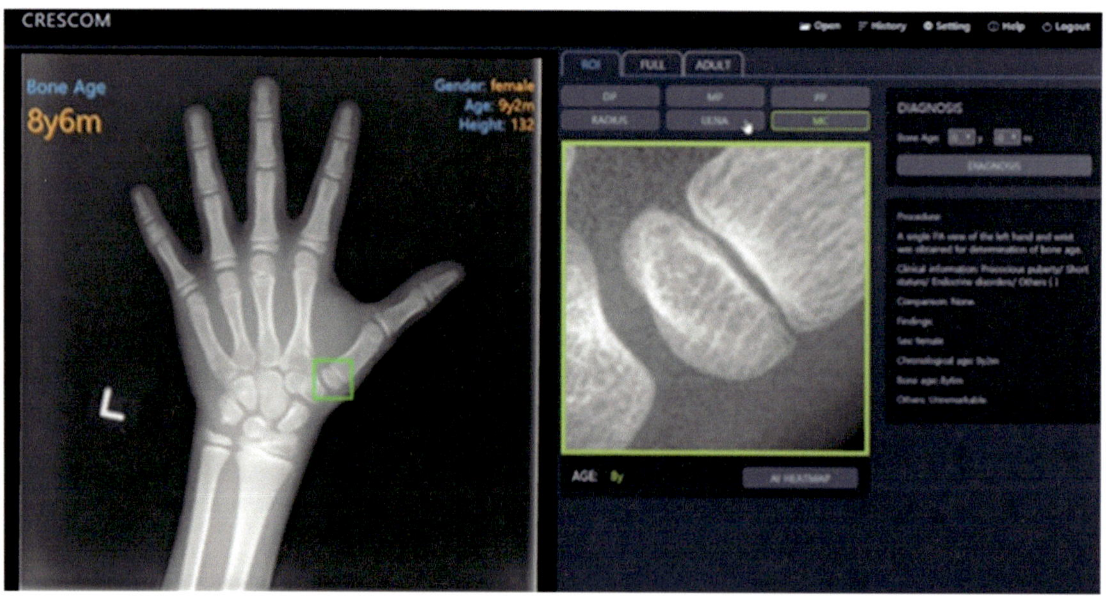

그림 4-2. MediAI-BA는 Greulich-Pyle method와 Tanner-Whitehouse method를 조합한 평가법을 이용하며, radius, ulna, metacarpal of the 1st finger, 그리고 metacarpal, proximal, middle, distal phalanges of the 3rd finger의 7가지 영역을 평가한다.

② 경추골 방사선 사진을 통한 골연령 평가

측모 두부방사선 규격사진에서 관찰할 수 있는 경추골을 기반으로 한 골연령 평가법이 Lamparsk에 의해 처음으로 제안되었으며, Baccetti(2005)가 제 2, 3, 4 경추만을 평가하는 경추 성숙 분류법(cervical vertebral maturation(CVM) method)으로 발전시켜 이를 성장단계 평가에 사용하였다. 이 방법은 경추의 2가지 형태를 통해서 성장을 평가하는데, 첫 번째는 경추 하연에 움푹 파인 모양(concavity)이 존재하는지 이며, 두 번째는 제 3, 4 경추의 모양이 높이가 짧은 사다리꼴에서 높이가 점점 길어져 정사각형, 직사각형 형태로 변하는 단계 중 어디에 해당하는 지를 관찰한다. 각 단계는 Cervical stage 1(CS1, 최대성장기 2년 이전), Cervical stage 2(CS2, 최대성장기 1년 이전), Cervical stage 3(CS3, 최대성장기), Cervical stage 4(CS4, 최대성장기 1~2년 이후), Cervical stage 5(CS55, 최대성장 완료 1년 이후), Cervical stage 6(CS6, 최대성장 완료 2년 이후)이다(그림 4-3).

일부 보고에서 CVMS의 신뢰도와 타당성 등에 의문을 제기하기도 했지만, CVMS와 같은 골성숙도를 이용한 사춘기 성장 급등기는(pubertal growth spurt) 안면골 성장과 어느 정도 연관성이 있다는 연구가 있다. 더불어 여러 연구에서 SMI와 CVMS간에 높은 연관성이 존재하므로 수완부 방사선사진과 같은 부가적인 방사선촬영 없이도 CVMS을 이용하여 성장 단계 평가를 하는 것이 신뢰성을 가지고 있다고 밝혀 왔다. 최근까지도 경추 성숙도 분류법의 성장 예측에 대한 신뢰도와 타당도를 높이려는 다양한 통계 기법이 소개되고 있다.

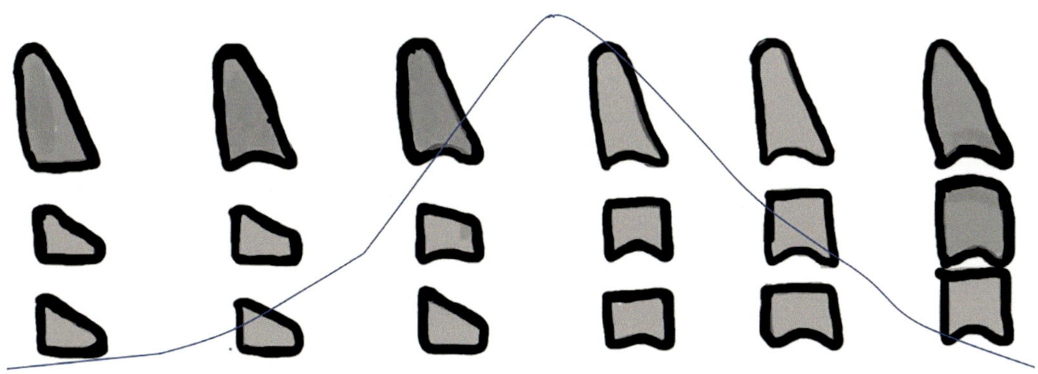

그림 4-3. Growth curve와 CVM stage를 함께 나타낸 모식도

표 4-1. SMI와 CVMS의 잔여 성장량

Hand-wirst indicator (SMI)	Cervical vertebreae stage (CVMS)	Percentile of pubertal growth remaining
1-2	Ⅰ. Initiation	85~100%
3-4	Ⅱ. Acceleration	65~85%
5-6	Ⅲ. Tansition	25~65%
7-8	Ⅳ. Deceleration	10~25%
9-10	Ⅴ. Maturation	5~10%
11	Ⅵ. Completion	0%

나) 치료 시기의 결정

상악골 열성장에 의한 골격성 Ⅲ급 부정교합의 치료 시기는 여러 학자 간에 많은 논란이 있으나 가능하면 조기에 치료해 줄 때 일반적으로 더 효과가 좋을 것이다. 일반적으로 늦어도 CVMS 평가에서 사춘기 최대성장기에 있는 것으로 평가된다면, 양호한 치료 결과를 얻을 수 있을 것으로 생각할 수 있다. Bacceti(2005) 등은 경추 성숙 분류법을 이용하여 평가 시, CS 1 stage에서 급속 상악 확대 장치와 함께 페이스 마스크를 사용하기에 이상적인 시기라고 하였다. 이 시기는 중안면부의 최대의 골격 적응이 일어나며, 이 이후의 단계(CS 3 or 4 stage)에 행해졌을 땐 골격적 반응보다는 치조치열 적응이 더 일어난다고 보고하였다. 또한 위와 같은 골연령 평가법의 사용 시, 성장 발육의 양상은 인종과 세대, 영양상태 및 체질 변화에 따라 달라지고 있음을 직시해야 한다. 과거 Fishman (1982)은 남자는 6단계, 여자는 5단계에서 사춘기 최대성장기에 도달하며 Abdel-Kader (1998)은 MP3 방법에서 F-FG단계를 최대성장기 이전으로 분류하였다. 이 등(2019)의 2017년 한국 소아청소년 성장도표를 이용한 연구에서 남아에서 SMI 4-5단계, 여아에서는 SMI 3-4단계에서 사춘기 최대성장이 나타나는 것으로 추정되며, MP3는 남아에서 FG-G, 여아에서 F-FG에 사춘기 최대성장기에 도달한다고 추정한다고 보고하였다. 이는 기존과 비교했을 때 남녀 모두에서 더 이른 시점이므로 이에 대한 적절한 고려가 필요하다.

지나친 조기치료는 영구치 맹출 후의 포괄적 치료 사이에 긴 시간 간격을 두게 되기도 한다. 따라서 치령 또한 치료 시기의 결정요인으로 볼 수 있는데, Irie와 Nakamura(1975)는 Hellman's dental age ⅡC와 ⅢA사이의 5~9세를 가장 적절한 치료시기로 보았다. Campbell(1983)은 상악제1대구치와 중절치 및 측절치가 맹출한 이후에 상악골을 전방 견인할 것을 추천하였다. Proffit(1986)는 유치열기에 치료를 시작할 경우 치료 기간이 길어지며, 너무 이른 나이의 치료는 원래의 성장 양상에 의해서 재발될 가능성이 크므로, 영구치가 맹출하기 시작하는 6~8세경에 치료를 시작하는 것이 바람직하다고 보고하였다. 이러한 면을 고려하였을 때 임상적으로 상악 유전치의 소실과 상악 중절치의 맹출시기에 치료를 시작하는 것이 적절할 수 있다.

다만 적절한 성장조절의 시기는 치료에 대한 환자의 인지도 및 협조도 또한 고려해야 하며, 환자 개개인의 상태에 따라 적절한 치료 시기는 얼마든지 달라질 수 있다. 특히 심한 하악전돌 등 외모에 민감한 시기에 심리적으로 사회적인 문제가 나타날 수 있을 때 조기에 치료받는 것이 도움이 될 수도 있다.

다) Facemask의 적용 방법

① 견인력의 적용점과 견인방향, 크기, 시간

대개 상악골 열성장을 동반하고 있는 골격성 Ⅲ급 부정교합의 경우 하안모가 정상보다 길어 보여 상악골 전방견인시 상악골의 반시계방향 회전으로 안모가 더욱 불량해질 수 있으므로, 상악골의 반시계방향 회전을 최소화하는 방법을 채택하는 것이 중요하다.

Nanda(1980), Kambara(1977), Friede(1981), 백(1995)은 상악골 전방견인 시 상악골의 반시계방향 회전 양상을 보고한 바 있다. Shunji 등(1987)은 상악골 전방견인에 따른 상악골 전방변위를 비교한 결과 상악골을 교합 평면 높이에서 견인시 반시계방향 회전이 일어나며, 구개평면 상방 5mm에서 견인시 반시계방향 회전이 최소화되고, FH plane 상방 10mm에서 견인시에는 nasion의 전방 이동과 상악골의 시계방향 회전이 발생한다고 하였다.

이상적으로는 상악의 저항중심을 지나가는 전방견인력을 사용함이 바람직하나, 임상적으로 힘의 작용점은 언제나 구내로 제한되게 되므로 힘의 작용선은 상악의 저항중심 하방에 위치하게 될 가능성이 크다. 따라서 전방견인 시 상악골의 반시계방향 회전을 막기 위해서는 힘의 작용선과 상악의 저항중심 간 거리를 최소화하여야 하므로 가능한 힘의 적용점을 전방으로, 견인 방향은 교합평면에 대해 전하방으로 적용하여야 할 것이다(그림 4-4).

Ichikawa 등(1984), Itoh 등(1985), Tanabe(1984)의 광탄성 연구에 의하면 교합평면에 대해 약 20° 전하방으로 견인하였을 때 상악골의 반시계방향 회전 양상을 최소화할 수 있다고 하였다. 더불어 상악골 주변 봉합의 결체 조직섬유는 전방 또는 전하방 방향으로 주행하며, Tanne(1989)은 유한요소 분석 결과 견인방향이 교합평면에서 30~45° 하방일 때 가장 이상적으로 비상악복합체에 균일한 스트레스를 전달할 수 있다고 하였다.

이러한 전하방력에 대한 조직학적인 근거도 존재한다. Graber, Swain 등(1975)에 의하면 상악골의 저항중심은 대략 관골상악봉합(zygomaticomaxillary suture)의 후상방부에 위치하며 상악치아를 하나의 단위로 고정 시킨 경우 소구치 치근단 부위가 이러한 상악치열의 저항중심이 되므로 전방부에서 약간 전하방으로 견인시키는 것이 비교적 바람직하다고 하였다.

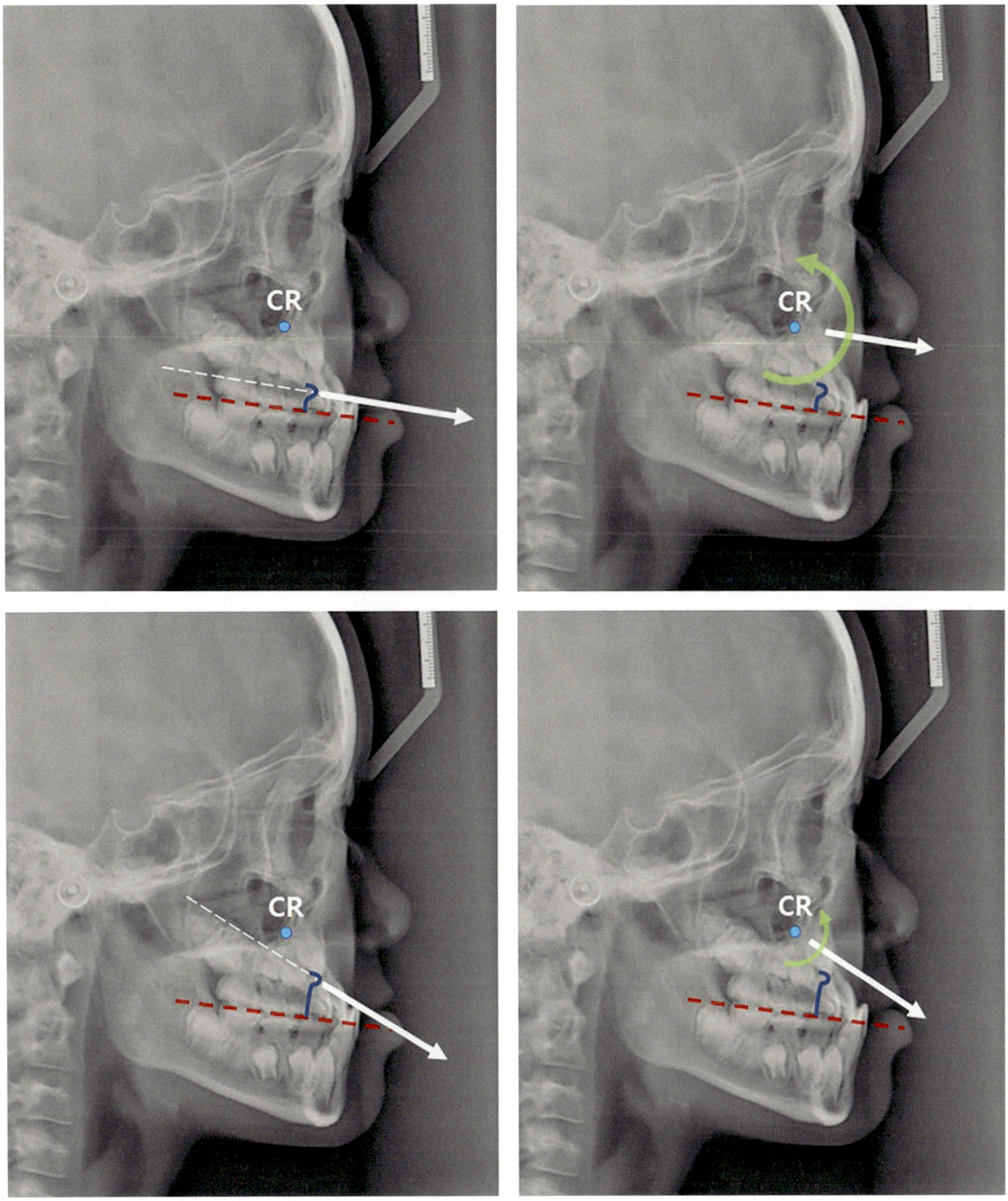

그림 4-4. 좌측: 전방 견인력의 방향, 우측: 저항중심에 대한 동일힘체계. 이상적인 힘의 작용선은 상악골의 저항중심을 지나가는 것이 좋으나, 전방견인 고리는 상악골의 저항중심 하방에 위치할 가능성이 크다. 따라서 가능한 전하방으로 힘을 가하거나, 전방견인고리를 상방으로 연장하여 위치시켜 힘의 작용선과 상악골 저항중심 간 거리를 줄여야 상악골의 반시계방향(전상방) 회전을 막을 수 있다.

필요한 악정형력의 크기는 다양한 주장이 존재하며, Delaire(1971)는 1000~2000g을, Dellinger (1973)는 2178g(6lbs)을, Irie와 Nakamera(1975)는 이모장치에 800g, 상악 견인력은 400g을 주장하였다. Cozzani(1981)는 장치에 따른 견인력을 다르게 하여 가철성 장치에서는 편측으로 500g을, 고정성 장치에서는 편측으로 1000g을 사용하였다. Woon(2017)과 Lin(2018)의 systematic review에서는 대부분 300~500g의 힘이 사용되었다고 보고한 바 있다. 대부분의 임상보고와 동물실험에 의하면 편측으로 약 300~500g의 힘을 사용할 때 바람직한 결과를 얻을 수 있다고 보고되고 있다.

장착 시간에 대해서 Nanda(1980)는 매일 16~24시간 착용을 추천하고 있으며, 대부분 14~16시간 사용이 적당하다고 하며 12시간 이하로 사용할 경우에는 힘의 강도 증가가 필요하다고 한다. 치아의 맹출을 포함 대부분 성장은 성장호르몬이 분비되는 저녁시간, 특히 저녁 8시부터 새벽 1시 사이에 주로 발생하므로 해당 시간대에 기능장치를 사용하는 것이 유리하다는 보고가 있으므로, 상악골 전방견인 시에도 귀가 후부터 다음 날 아침까지 장치를 사용하는 것이 유리하다.

표 4-2. **Lin(2018)의 systemic review에서 언급된 힘의 크기와 방향, 시간**

	연구 디자인	힘의 크기	힘의 방향	적용시간
Mandall (2016)	RCT	400g	30°	14h
Mandall (2014)	RCT	400g	30°	14h
Chen (2012)	CCT	250~300g	15~30°	9~10h
Cozza (2010)	CCT	600g	30~40°	14h
Pangrazio-Kulbersh (2007)	Cohort	400~600g	30°	14~16h
Macdonald (1999)	Cohort	200~450g	15~30°	18~22h
Ngan (1998)	CCT	380g	30°	12h
Chong (1996)	CCT	230~285g	30~40°	12~16h

요컨대 전방견인력은 350~400g의 힘으로 30° 전하방으로 적용하며 이를 고려하여 구내 장치의 전방견인고리를 가능한 상방으로 위치시켜야 할 것이다. 더불어 환자들의 개개인의 저항중심 위치는 다르므로, 치료개시 3개월 뒤에는 측모두부방사선 규격사진을 채득하여 상악 전치 순측 경사, 치아고정원 소실, 하악 전치 설측 경사와 같은 부작용을 확인하고 이를 보정하는 것이 필요하다.

라) Facemask의 치료 효과

상악골의 전방견인에 의해 상악골봉합 및 상악골주위봉합이 분리되고 골이 침착되는 것이 여러 동물 실험에서 관찰된 바 있으며, 임상적으로도 상악골 전방견인장치를 통해 악골관계가 성공적으로 개선될 수 있다는 것이 입증되었다. 이는 상악골의 전방 이동과 하악골의 후하방회전으로 이루어진다. 이러한 상악골 전방견인 장치의 단기효과에 관한 연구는 많이 시행되었으며 전반적으로 일치된 의견을 밝히고 있다. 상악골 전방견인 효과는 아래의 정리와 같다(그림 4-5).

표 4-3. **상악골 전방견인 효과**

1. 모든 상악골봉합 부위에서 골 재형성
2. 상악골 및 상악 치열의 전방변위
3. 상악골의 반시계방향 회전
4. 하악골의 후하방회전과 하악 전치의 설측 경사
5. 봉합부위 뿐만 아니라 골의 외면에서도 골 재형성
6. 구외력은 접형골 등의 두개저에도 영향

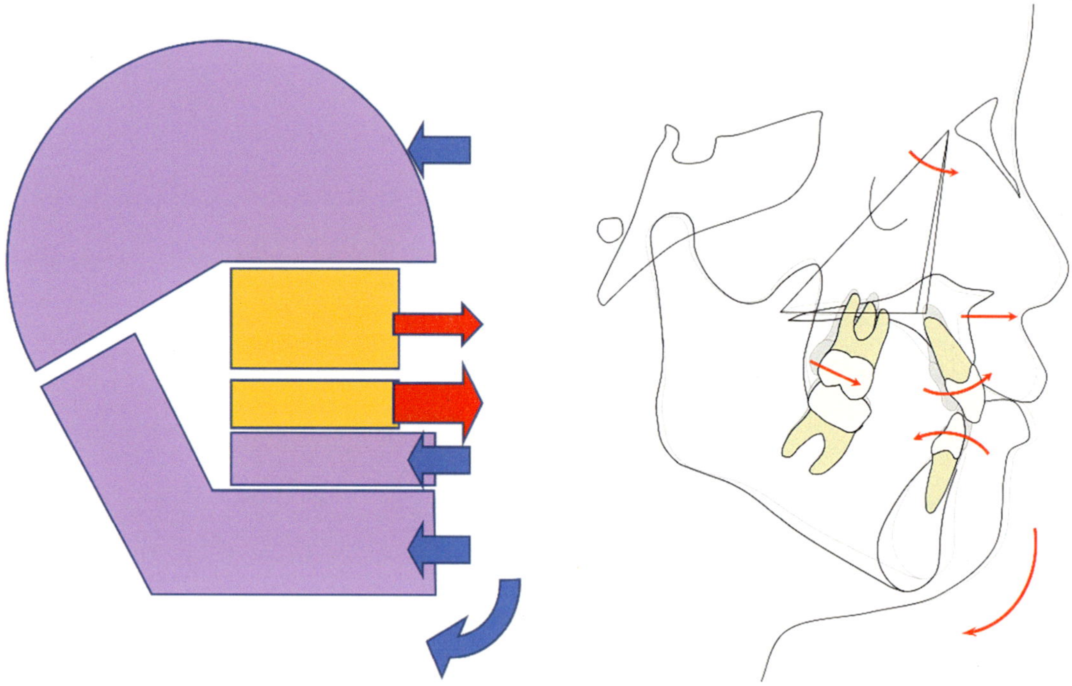

그림 4-5. **Facemask의 힘의 방향과 상악골 전방견인 효과 (교과서 그림)**

① 상악골 전방견인의 단기효과

상악골 전방견인시 상악골 주위 봉합부의 골재형성과 함께 골침착에 의한 성장이 발생하는 것이 여러 동물실험에서 관찰된 바 있다. Kambara(1977)는 상악골의 전방견인시 비상악복합체의 상악골 주변 봉합이 인장력으로 인해 분리되면서 결합조직섬유가 신장되고, 이를 따라 신생골이 침착된다고 보고한 바 있다.

전형적인 facemask의 효과는 상악골이 전두상악 봉합(frontomaxillary suture)을 회전축으로 하여 전방 이동되면서 A점과 상순, 코가 전방 이동되고, 동시에 상악 치열도 전방 이동 및 순측 경사된다. Facemask의 chin cup에 의해 하악은 후하방으로 회전되고 이에 따라 하순도 이동된다. 또한 하악 전치는 설측 경사가 되면서 전치부 반대 교합은 개선된다(그림 4-5). 구체적인 상악의 성장조절 양상을 보면 pterygomaxillary fissure 부위의 suture가 이개되면서 상악 성장이 촉진되며(그림 4-6), 전두개적 부위는 suture의 성장 촉진으로 전하방으로 이동된다(그림 4-7).

실제 치료한 환자의 사진을 보면 그림 4-6, 7, 8, 9과 같으며 상악의 전방 이동, 상악 전치 순측 경사, 하악의 후방이동, 하악 전치 설측 경사가 관찰된다. 이런 facemask의 효과는 facemask의 힘이 작용하는 방향(그림 4-5)을 보면 파악할 수 있는데 상악골과 상악치아는 전하방력, 하악골과 하악 치아는 후하방력이 작용하여 나타난 결과이다.

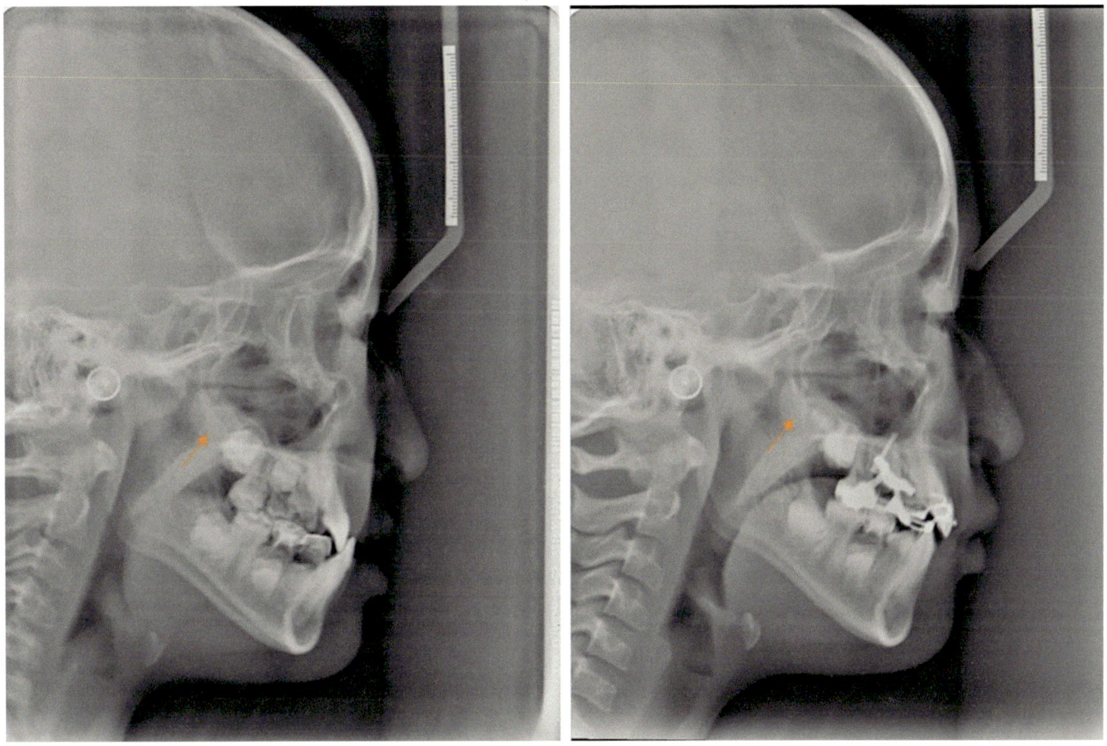

그림 4-6. **상악골 전방 견인에 따른 상악골의 전방성장 양상**

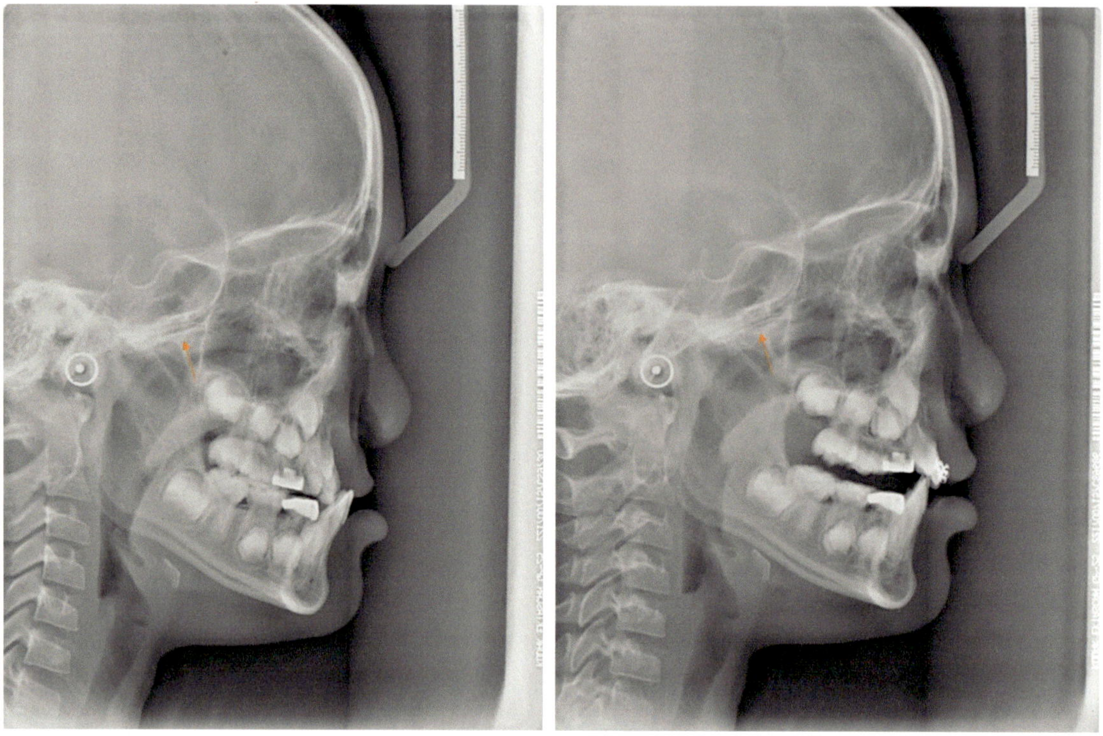

그림 4-7. 상악골 전방 견인에 따른 상악골의 전방성장 양상

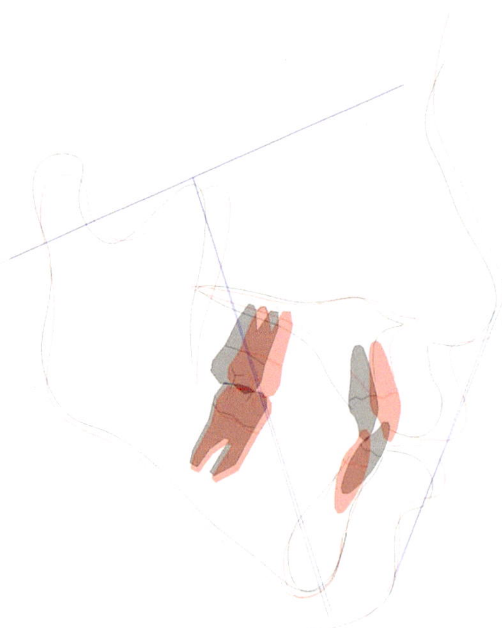

그림 4-8. Facemask 치료 전후 lateral cephalogram superimposition

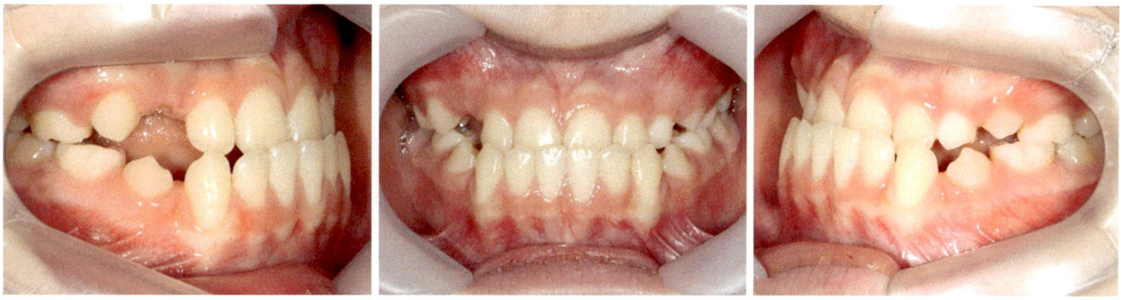

\- 치료 전 -

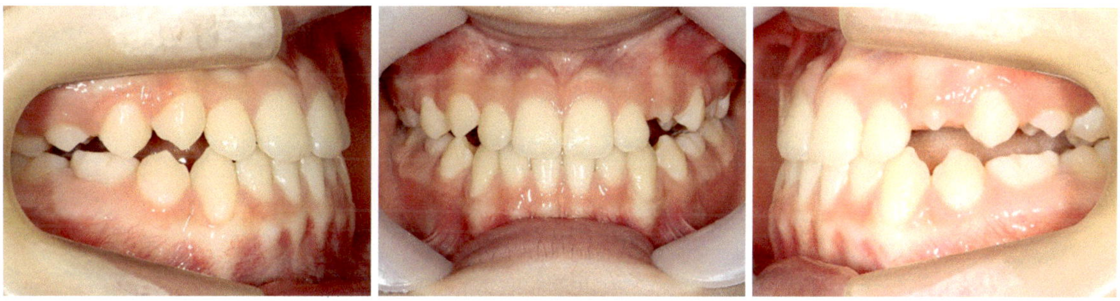

\- 치료 후 -

그림 4-9. **Facemask 치료 전후 구내 사진**

Nanda(1980)는 상악전방견인시 A point와 ANS의 변화가 1~3mm이었으며, 하악 성장은 0~1.5mm로 억제되었고 가장 많은 변화를 보였던 부위는 상악 치열로 제 1대구치가 2.5mm 전방 변위 되었다고 하였다. Mermigos(1990)는 SNA 각이 증가하고 하악골의 전후방 위치는 큰 변화가 없으나 상악골과 마찬가지로 실제적인 길이(Co-Gn)는 증가하였다고 한다.

그외 다른 여러 연구자도 유사한 결과를 얻었으며, 국내 연구자 중 백(1992)은 상악골 전방견인과 더불어 상악골 확장을 함께 시행한 경우가 그렇지 않은 경우보다 효과가 크다고 하였다.

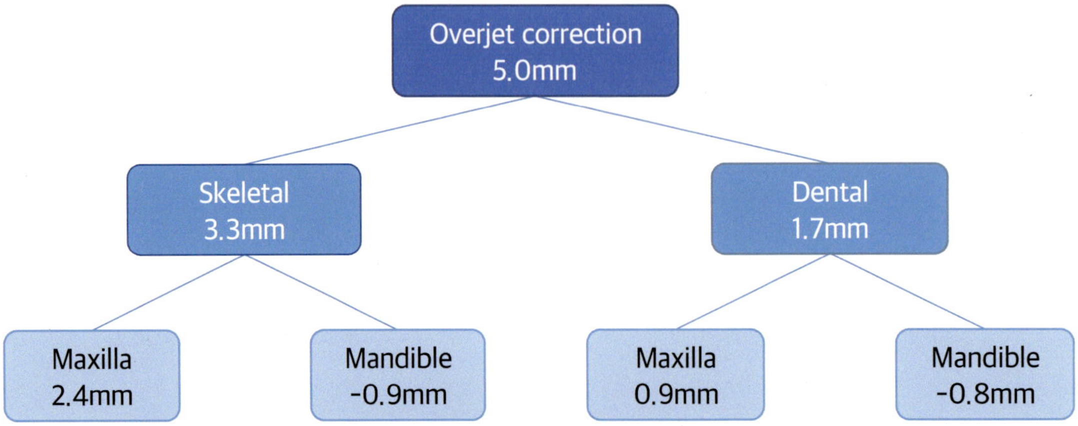

그림 4-10. Celikoglu(2014)가 보고한 facemask의 단기효과
(Celikoglu, Mevlut, and Hüsamettin Oktay. "Effects of maxillary protraction for early correction of class 3Ⅲ malocclusion." European Journal of Orthodontics 36.1 (2014): 86-92.)

② 상악골 전방견인의 장기효과

상악골 전방견인의 장기효과에 대한 보고는 많지 않다. Simonsen(1982)은 상악골 전방견인에 의한 두개안면과 치열의 변화와 장기적인 안정성(long-term stability)을 연구한 결과 상악골의 전방변위(SNA, Ba-N-A, Ptm-Pt A의 증가)와 대구치의 과맹출, 상악 전치의 순측 경사, 하악 전치의 설측 경사 그리고 하악골의 후하방 회전으로 하악평면각, Y axis, lower facial height, angle of convexity의 증가를 관찰하였다. Ngan(1997)은 치료 종료 4년 후 대조군에 비해 여전히 상악골이 3mm 전방에 위치하였다고 하였으나, 연구 대상의 절반 정도가 최대성장기에 있었다는 점에서 해석의 여지가 남아있다. Westwood(2003)는 치료 시작 시점으로부터 6년 4개월 후 대조군에 비해 상악골이 1.2mm 더 전방에 위치했다고 보고하였다.

Lin(2018)은 치료 후 최소 2년 이상의 중기(mid-term) 관찰 결과를 systematic review로 보고한 바 있다. 이에 의하면 상악골 전방견인 치료를 받은 환자의 SNA는 증가, SNB는 감소하여 ANB가 평균 1.66° 증가하였다. 수평피개(overjet)의 경우 평균 2.41mm 증가하였으며 L1/MP angle은 유의미한 차이가 없었다고 보고한 바 있다. 즉 상악골의 전방견인과 상악 전치의 순측 경사로 인한

overjet의 증가가 잘 유지가 되며, 장기적으로는 하악 전치의 설측 경사가 overjet 개선에 큰 영향을 미치지 않는다고 생각된다. 하지만 Mandall(2016)은 6년 경과관찰 결과 치료 후 하악 전치의 순측 경사로 인해 치료군과 비치료군 간 overjet의 차이가 없다고 보고하였다. Mandall(2016)에 의하면 장기간 경과관찰 시 상악골 전방견인 치료의 유무에 따른 유의미한 측모 두부방사선 계측치 차이는 보이지 않지만, 각 계측치의 적은 변화들이 쌓여 결론적으로는 악교정수술 가능성을 줄여주는 것으로 보았다.

더불어 성장가속기 전에 상악의 갇힘을 해결하는 것(unlocking)은 상악 성장을 정상화해 측모를 개선해 주고, 동시에 상악 절치와 절치의 치조골을 풀어주어 전치부의 악궁 길이 증가로 견치의 맹출 용이하게 할 수도 있다. 가성 Ⅲ급 교합에서 상악 전치의 반대교합을 해소해 주는 것 만으로도 상악 치열궁의 perimeter가 4.7mm 증가하며 하악골의 전방변위를 억제할 수 있다고 한 바 있다(Gu, 2000).

결론적으로 상악골 전방견인의 장기효과는 많이 연구되지 않았으며, 현재까지의 문헌에서는 그 효과가 유의미하지 않으며, 재발이 자주 발생한다는 보고가 대부분이다. 그러나 A-point의 전방이동과 상악 전치의 순측 경사는 분명히 발생한다.

표 4-4. Mandall(2016)의 RCT 결과

	치료 후 15개월	치료 후 36개월	치료 후 72개월
SNA	+1.1	+0.7	+0.6
SNB	-1.5	-0.7	+0.6
ANB	+2.6	+1.4	+0
Maxilla rotation	+4.4 (down and backwards)	+4.1 (down and backwards)	+2.7 (down and backwards)
MMangle	+1.6	+0.4	-0.7
L1/MdP	-3.7	-0.8	-0.4
Overjet	+4.1	+2.5	+3.0

표 4-5. 대표적인 논문들의 상악에 대한 FM 효과

	장치 디자인	F/U period	A point의 변화	SNA 변화량
Baccetti (2000)	Bonded RPE	1year	+2.31mm	-
Ngan (1997)	Hyrax	4year	+3.0mm	-
Westwood (2003)	Bonded or banded RPE	6.3year	+1.2mm	+0.3°
Masucci (2011)	RME/FM	8.5year	-0.1mm	-0.2mm

5장

다양한 상악골 전방견인을 위한 장치들

가) 상악골 전방견인을 위한 구내 장치의 특징 및 형태

나) 치성 고정원을 이용한 장치

다) 골성 고정원을 이용한 장치

가) 상악골 전방견인을 위한 구내 장치의 특징 및 형태

상악골 전방견인을 위한 구내 장치는 주로 상악궁 폭경 확장이 가능한 급속 구개확대장치(RPE, Rapid palatal expansion appliance)를 사용한다. 이는 상악 제 1소구치와 제 1대구치의 밴드 또는 치아를 피개하는 레진 플레이트에 확장 스크류의 금속 유지부가 납착되어 사용되는 고정성 스크류 장치이다. 급속 구개확대장치는 총생, 좁은 악궁 그리고 반대교합의 교정 시에 상악골을 측방으로 확장하기 위해 상악의 치조골에 교정력을 가하는 것으로 치아이동보다는 정중구개봉합을 이개시켜 기저골 자체의 협착을 치료하는 정형적 장치이다.

① 구내 장치의 구성 요소 및 형태(그림 5-1)

a . Wire frame: 0.9~1.0mm 정도의 두꺼운 기공용 스테인리스 스틸 와이어로 제작한다. 장치의 기본틀을 유지하고 훅(hook), 확장 스크류, 밴드 등을 납착하여 고정하는 부위이다.

b . Protraction hook: 전방견인 헤드기어의 전방견인 frame wire와 고무줄로 연결하여 발생하는 구외력을 구내 장치에 전달하는 부위이다.

c . Resin bite block 또는 Band: 치아에 접착되어 장치의 유지력을 얻는 부위이면서 레진 바이트 블록의 경우, 하악 구치부와 교합되어 상하악 전치부를 수직 이개시켜 준다.

d . Expansion screw: 구내 장치의 구조를 유지하고 상악골에 확장력을 가해주는 부위이다. 1/4 turn(90°)씩 돌릴 수 있으며 4회, 즉 1turn당 1.0mm씩 장치가 벌어지게 된다. (스크류 제조사마다 확장량은 조금씩 다를 수 있다.)

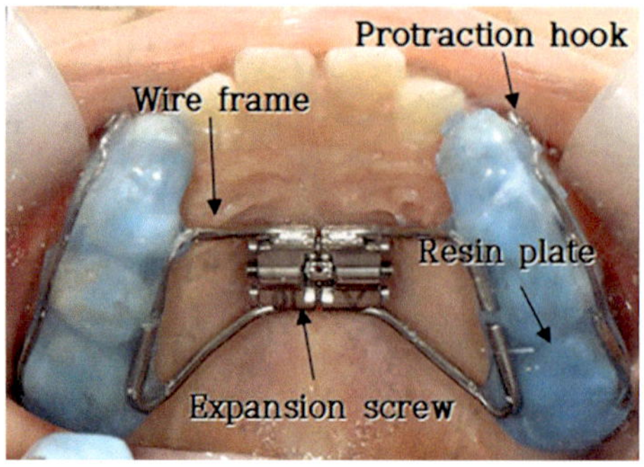

그림 5-1. 구내 장치의 구성 요소

나) 치성 고정원을 이용한 장치

치성 고정원을 이용한 장치는 치아-지지형 장치이므로 상악골의 전방견인과 함께 치아치조성 전방 이동이 나타난다. 반대교합이 개선되면서 전치 유도의 회복으로 인해 하악 전치의 설측 경사가 일어날 수 있다. 또한 페이스마스크의 chin cup의 부주의한 사용으로 인해 하순을 누르는 힘이 강한 경우, 하악 전치를 더욱 설측 경사 시키고, 치은퇴축을 유발할 수도 있으므로 주의해서 사용해야 한다(그림 5-2, 5-3).

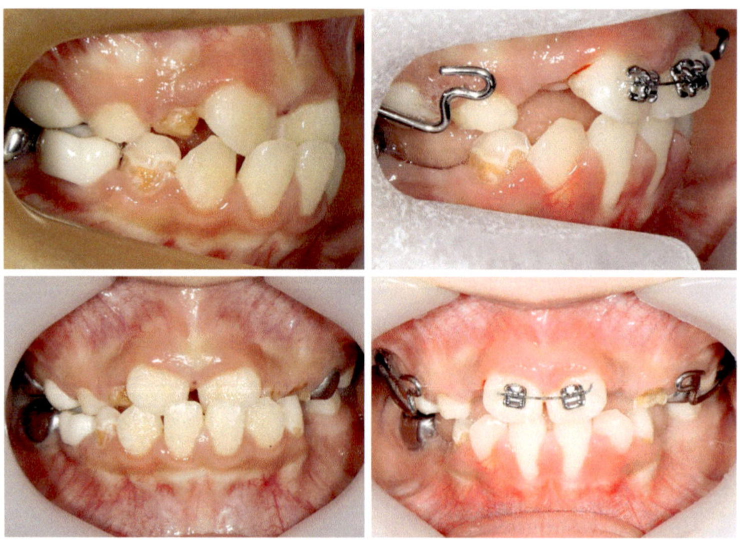

그림 5-2. 페이스마스크의 chin cup으로 인해 하순을 누르는 힘이 강한 경우, 하악전치 설측 경사와치은퇴축이 발생할 수 있다.

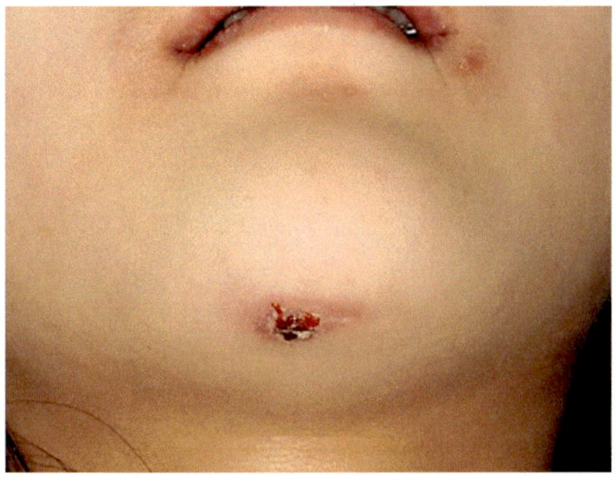

그림 5-3. 페이스마스크의 chin cup으로 인한 피부손상

a. 장치 선택 시 고려사항

Bonded RPE는 고정원으로 사용할 영구치가 맹출하기 이전에 주로 사용하며, expander에 포함되는 치아의 숫자가 banded RPE보다 많아 보다 안정적인 고정원으로 작용하여 골격적인 효과를 얻기 용이하다. 또한 바이트 점핑을 위한 교합 이개에 유리하고 상악골 전방견인 환자의 대부분이 초기 혼합치열기로 유치에서 밴드 적용이 쉽지 않다는 이유로 bonded RPE를 많이 사용한다. 이와 더불어 facemask는 연령이 어린 환자에서 주로 사용하는 장치이므로 4개의 밴드를 맞추고 pick-up 인상까지 채득해야 하는 banded RPE에 비해서 상하악 인상 및 왁스 바이트만 채득하는 bonded RPE가 환자의 협조도를 얻기가 용이하다. 하지만 bonded RPE를 사용할 경우 가장 문제가 되는 부분은 구강위생으로, 약 6~12개월간의 치료 기간에 접착 부위에서 미세 누출이 발생하는 경우이다. 미세누출은 장치의 탈락을 유발하거나, 심한 경우 치아 탈회와 같은 심각한 문제가 발생할 수 있다.

① Bonded RPE

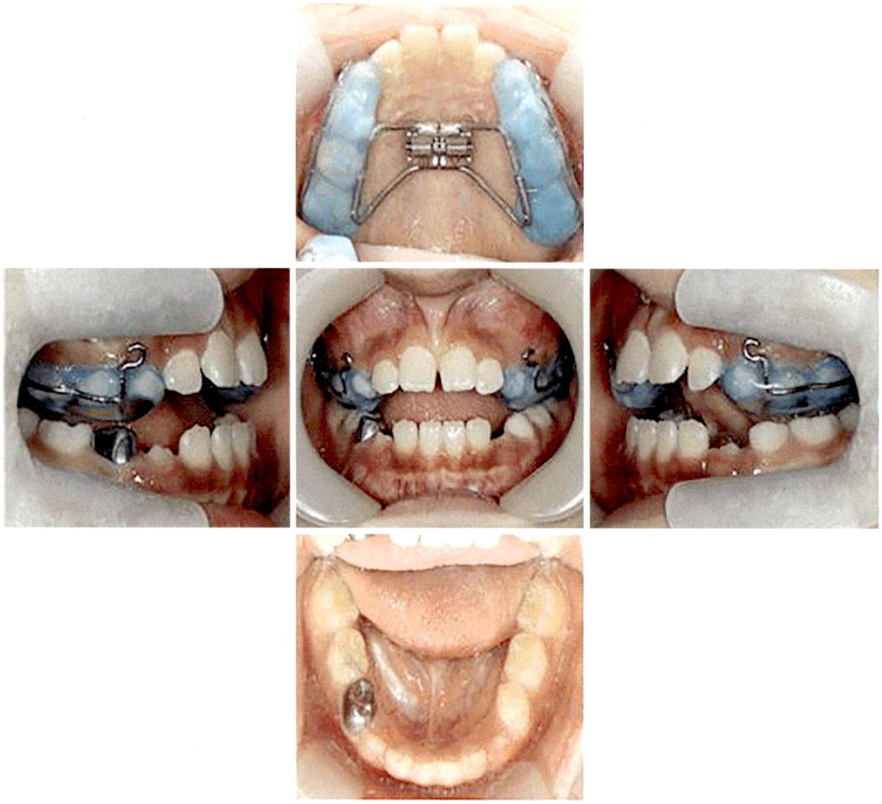

그림 5-4. Bonded RPE 장치

b. 장치 제작과정

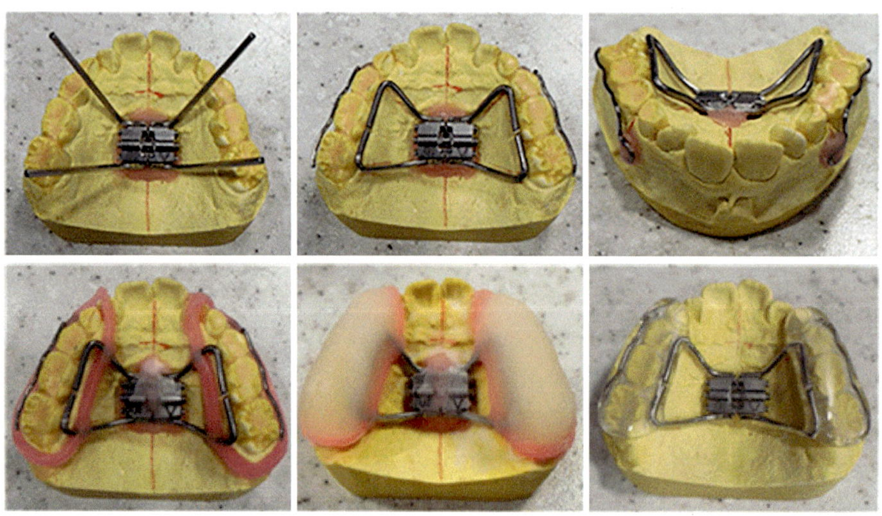

그림 5-5. Bonded RPE 장치 제작과정

1) Hyrax screw를 구개부에 2mm 정도의 relief를 두고 위치시킨다.

2) 상악측방치군의 협설면을 감싸는 wire frame은 0.9mm 정도의 두꺼운 기공용 stainless steel 와이어와 Hyrax screw에 연결된 main arm을 밴딩하여 제작한다.

3) 구외 고무줄을 걸 수 있도록 견치와제 1소구치 사이 위치에서 wire frame을 연장하여 전방견인용 훅(hook)을 만들어 준다.

4) 상악대구치 교합면과 유구치 및 wire frame을 피개하는 resin plate 영역을 왁스를 이용하여 제한한다.

5) 레진 푸어링하여 치아를 피개하는 바이트 블록을 만들어준다.

6) finishing & polishing하여 마무리한다.

② Banded RPE

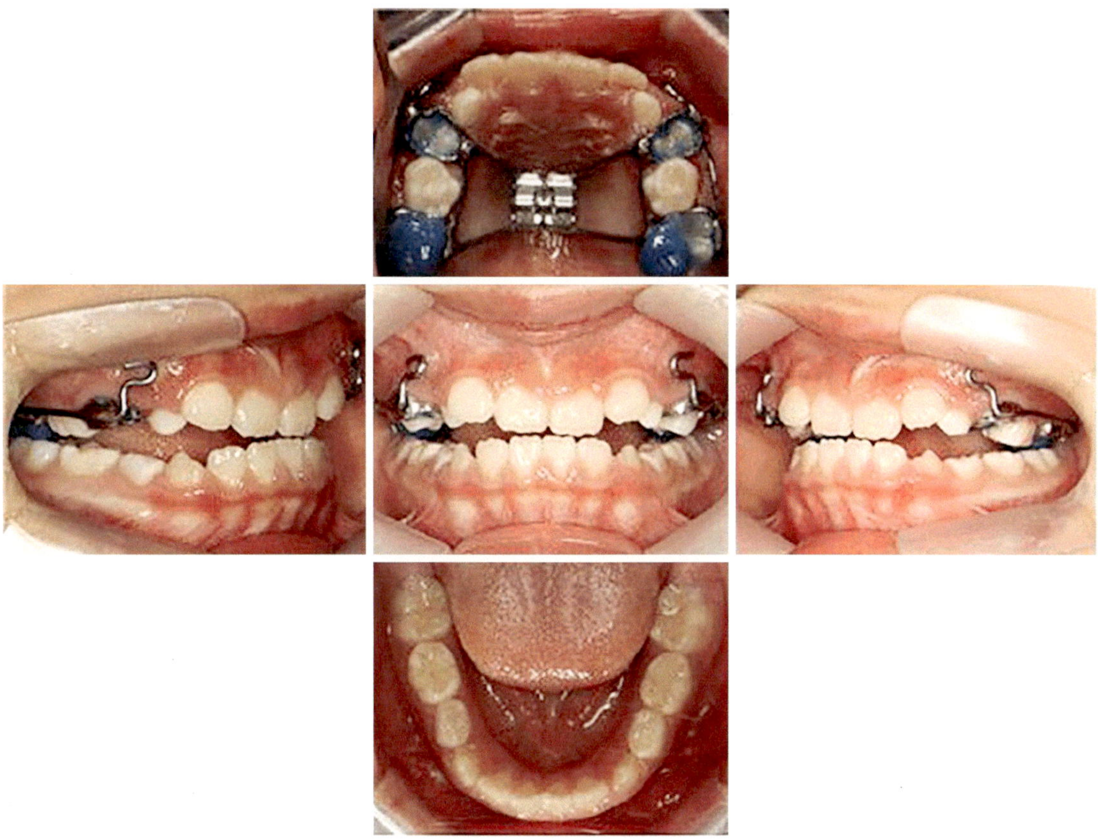

그림 5-6. Banded RPE 장치

a. 장치 선택 시 고려사항

bonded RPE와 banded RPE 모두 치아의 맹출에 미치는 영향은 큰 차이가 거의 없으나 유구치의 조기탈락이나 다수의 stainless steel crown 등으로 인해 bonded RPE의 사용이 어려울 경우 사용한다. 또한 구강위생이 불량하거나 유치 치근단 질환이나 치근흡수로 인해 치열교환이 예상된다면 고정원이 가능한 치아를 대상으로 banded RPE를 고려한다. banded RPE로 진행할 경우에는 계승 영구치 치배의 위치나 유치의 잔존치근 길이 등을 고려하여 밴드를 적용할 치아를 정해야 한다.

b. 장치 제작과정

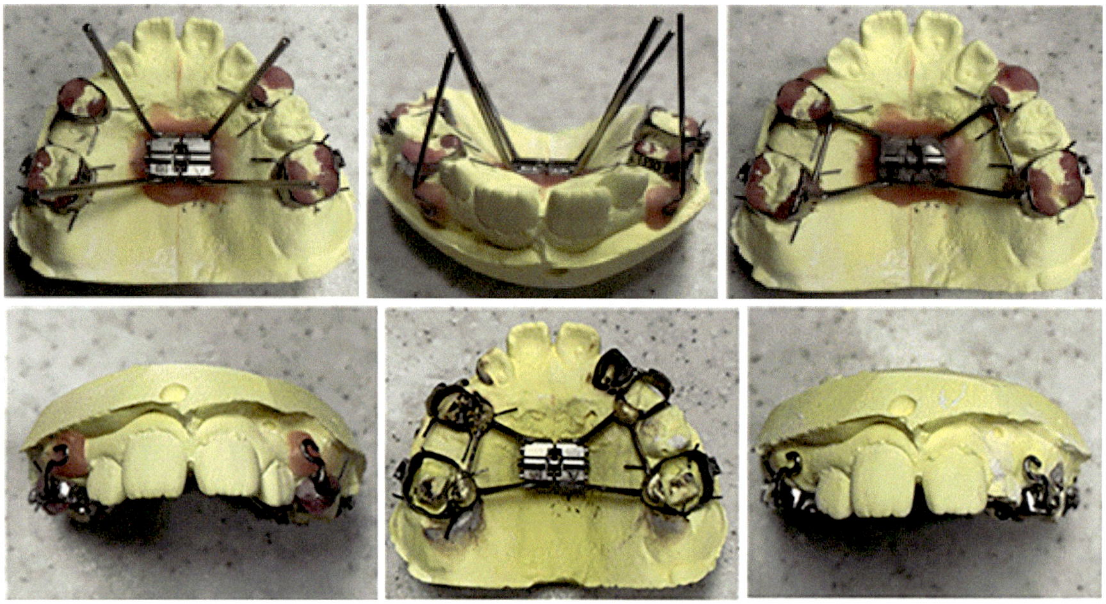

그림 5-7. Banded RPE 장치 제작과정

1) Hyrax screw를 구개부에 2mm 정도의 relief를 두고 위치시킨다.
2) 구외 고무줄을 걸 수 있도록 견치와 제 1소구치 사이 위치에서 전방견인용 훅을 밴딩하여 제작하여 위치시킨다.
3) Hyrax screw에 연결된 main arm을 밴드에 납착할 수 있도록 밴딩하여 위치시킨다.
4) 전방견인용 훅 또한 밴드와 연결되도록 밴딩하여 위치시킨다.
5) Hyrax screw에 연결된 main arm과 밴드의 연결부위를 각각 납착한다.
6) 전방견인용 훅도 연결부위에서 납착 후 finishing & polishing하여 마무리한다.

다) 골성 고정원을 이용한 장치

상악골 전방견인의 최적 시기를 지난 환자라면 통상적인 Hyrax type RPE와 페이스마스크만으로는 좋은 결과를 얻을 수 없다. 골격 이동보다는 치성 이동이 크며 부작용 또한 크고 빠르게 일어나기 때문이다. 치성 부작용으로는 전 치열의 전방 이동과 정출이 일어나고 이에 따라 하악골 후하방회전 및 개방교합이 나타날 수 있다. 또한 상악골의 견인량에서도 차이가 나는데 통상적인 치성 고정원 견인 시 견인 기간이나 구외력에 따라 차이가 있으나 대체로 골성 고정원을 이용할 경우가 더 증가된 상악골 견인량을 가진다. 이러한 이유로 치료 시기를 놓쳤으나 상악골 전방견인이 필요하다면 미니스크류나 미니플레이트 같은 골성 고성원을 사용하는 것이 유리하다.

① 미니플레이트(Mini-plate)

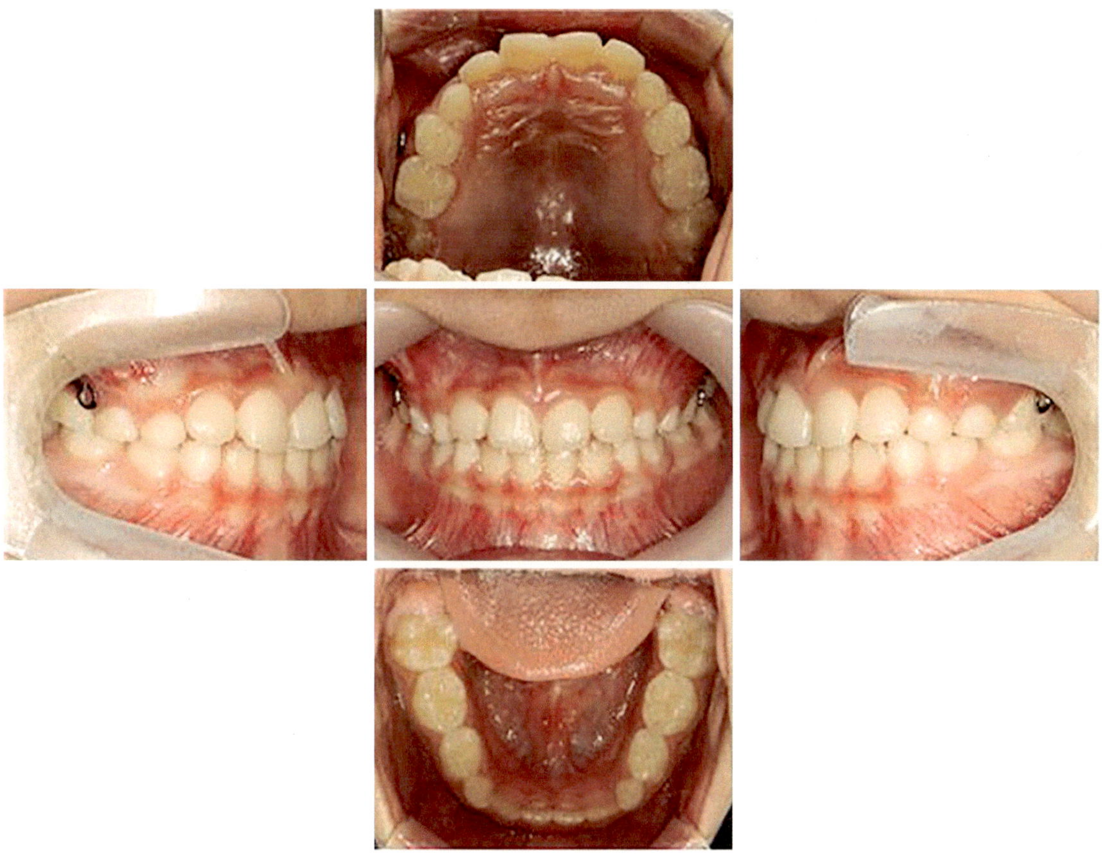

그림 5-8. 미니플레이트(Mini-plate) 장치

a. 장치 선택 시 고려사항

확실한 골성 고정원으로 치성 부작용을 최소화할 수 있고 구강 내 치열교환과 상관없이 전방견인을 할 수 있으며 성장 완료 시기까지 오랜 기간 유지할 수 있다는 장점이 있다. 또한 늦은 나이에 적용될 경우에는 상악골 전방견인에 대한 저항이 증가하여 기존의 치아 지지형 구내 장치에는 상당량의 치아치조성 이동을 피할 수 없었으나 미니플레이트를 구내 고정 장치로 사용할 경우에는 이와 같은 부작용을 피할 수 있다. 그러나 미니플레이트 식립 시 수술의 범위가 넓고 숙련된 전문가의 시술이 필요하며 페이스마스크 치료가 가장 선호되는 시기(8~10세)의 나이에서는 골성숙도가 충분치 않아 골성 고정원의 탈락이 빈번하다는 단점이 있다. 이와 더불어 수술에 대한 환자의 부담감 및 외과적 부작용, 고가의 치료비 등 심리적, 사회경제적인 요소를 고려할 때 그 적용 범위가 한정적이다.

b. 장치 적용과정

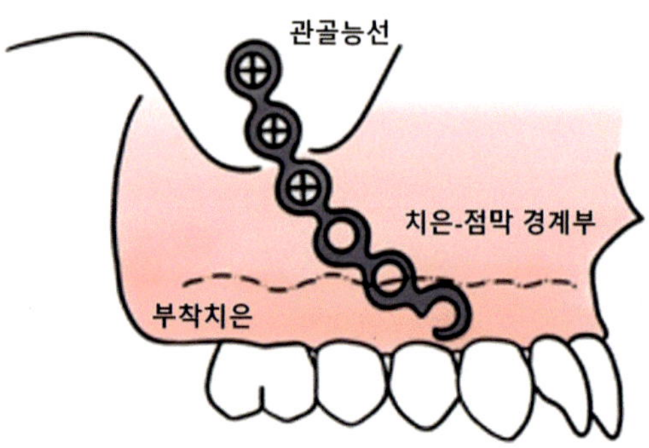

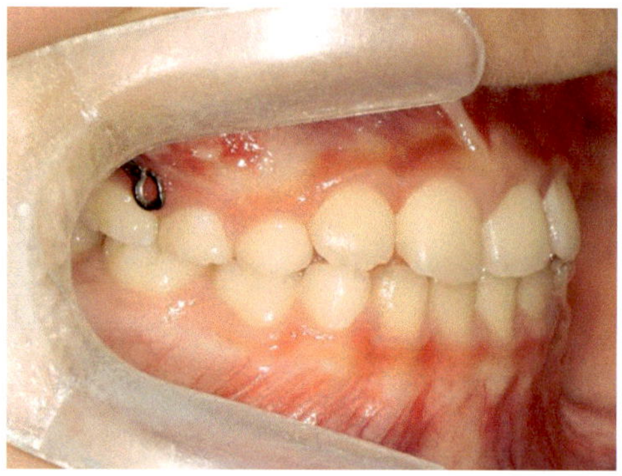

그림 5-9. Mini-plate 장치의 위치

국소마취 하에 curvilinear type의 외과용 미니플레이트를 좌우 infrazygomatic crest 부위에 위치시키고, 스크류로 고정한다. 이때 미니 플레이트를 infrazygomatic crest의 골 표면 형태에 맞게 구부려 골 표면과 긴밀하게 적합시키는 것이 중요하다. 미니플레이트와 골 표면과의 간극이 크게 날 경우, 향후 미니플레이트의 동요의 원인이 될 수 있다. 구강으로 노출되는 부위는 전하방으로 향하는 견인력이 상악골 저항중심을 지날 수 있도록 가급적 전방부가 유리하며, 따라서 상악견치와 제 1소구치 사이가 적당하다. 가급적 부착치은 부위에서 노출되도록 하는 것이 미니플레이트 주변에서 염증이 발생하는 것을 줄일 수 있고, 환자의 불편감을 감소시킬 수 있다. 술 후 최소 2주 이상 기다려 연조직이 완전히 치유된 후에 상악전방견인장치를 착용하도록 한다.

② Mini-screw assisted rapid palatal expander(MARPE)

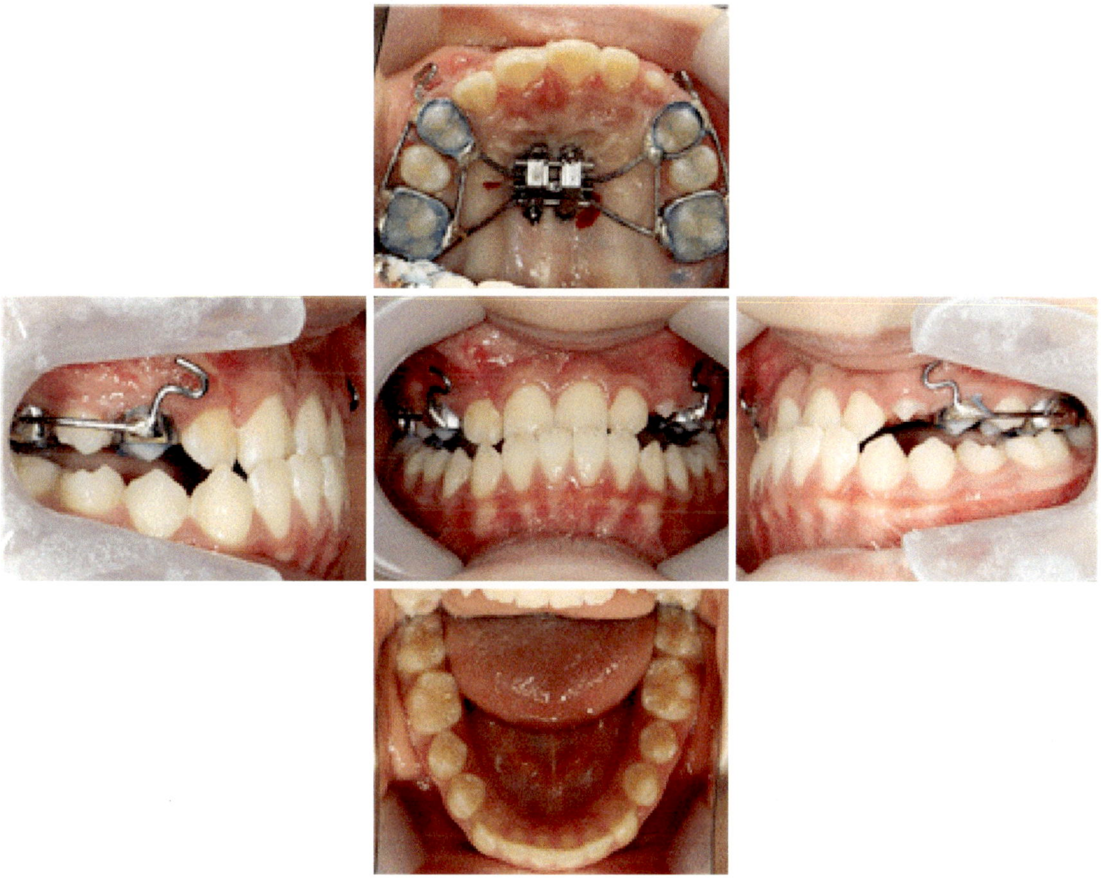

그림 5-10. MARPE 장치

a. 장치 선택 시 고려사항

앞서 언급한 미니 플레이트의 임상적 딜레마를 해결하고 최소한의 외과적 술식을 동반하면서도 통상적인 전방견인술보다 치아 치조성 이동을 최소화하며 골격적 효과를 증가시키는 방법으로 MARPE를 사용한다. MARPE를 이용한 상악골 전방견인 방법은 시술이 간단하고 상악궁 확장을 동시에 진행할 수 있다는 장점이 있다. 또한 구외력 벡터가 스크류 탈락 방향과 같지 않아 미니 스크류가 탈락하는 경우도 드물기 때문에 미니 플레이트의 단점을 개선할 수 있는 좋은 대안이 될 수 있다.

b. 장치 제작과정

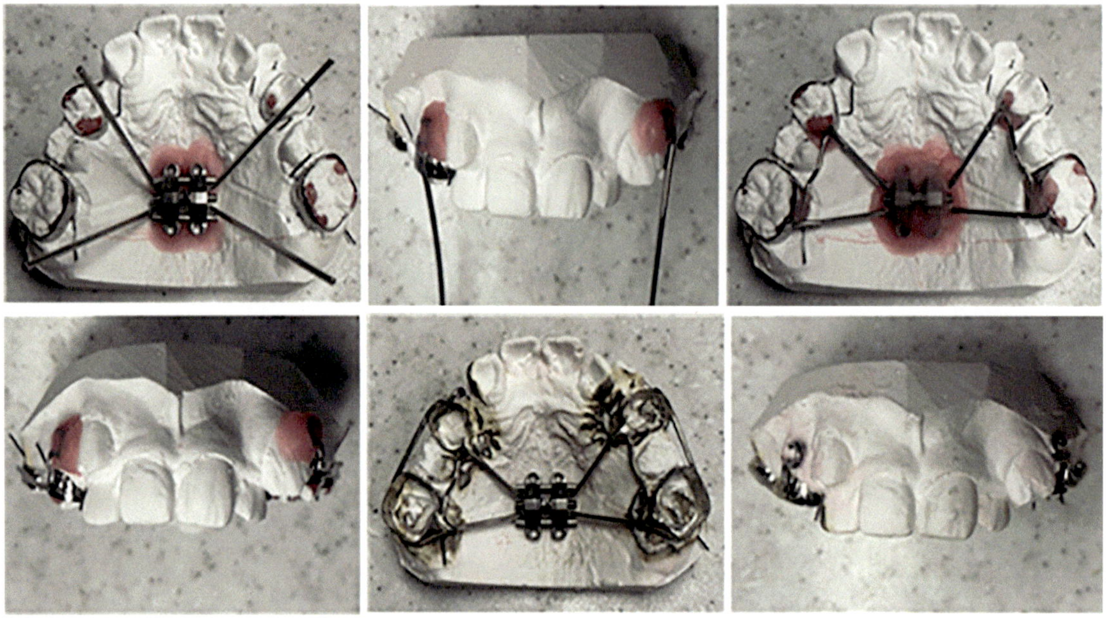

그림 5-11. MARPE장치의 제작과정

1) MARPE body를 구개부에 위치시킨다.
2) 구외 고무줄을 걸 수 있도록 견치와 제 1소구치 사이 위치에서 전방견인용 훅을 밴딩하여 제작하여 위치시킨다.
3) MARPE body에 연결된 main arm을 밴드에 납착할 수 있도록 밴딩하여 위치시킨다.
4) 전방견인용 훅 또한 밴드와 연결되도록 밴딩하여 위치시킨다.
5) MARPE body에 연결된 main arm과 밴드의 연결부위를 각각 납착한다.
6) 전방견인용 훅도 연결부위에서 납착 후 finishing & polishing하여 마무리한다.

C. 구내 장치 시적 과정

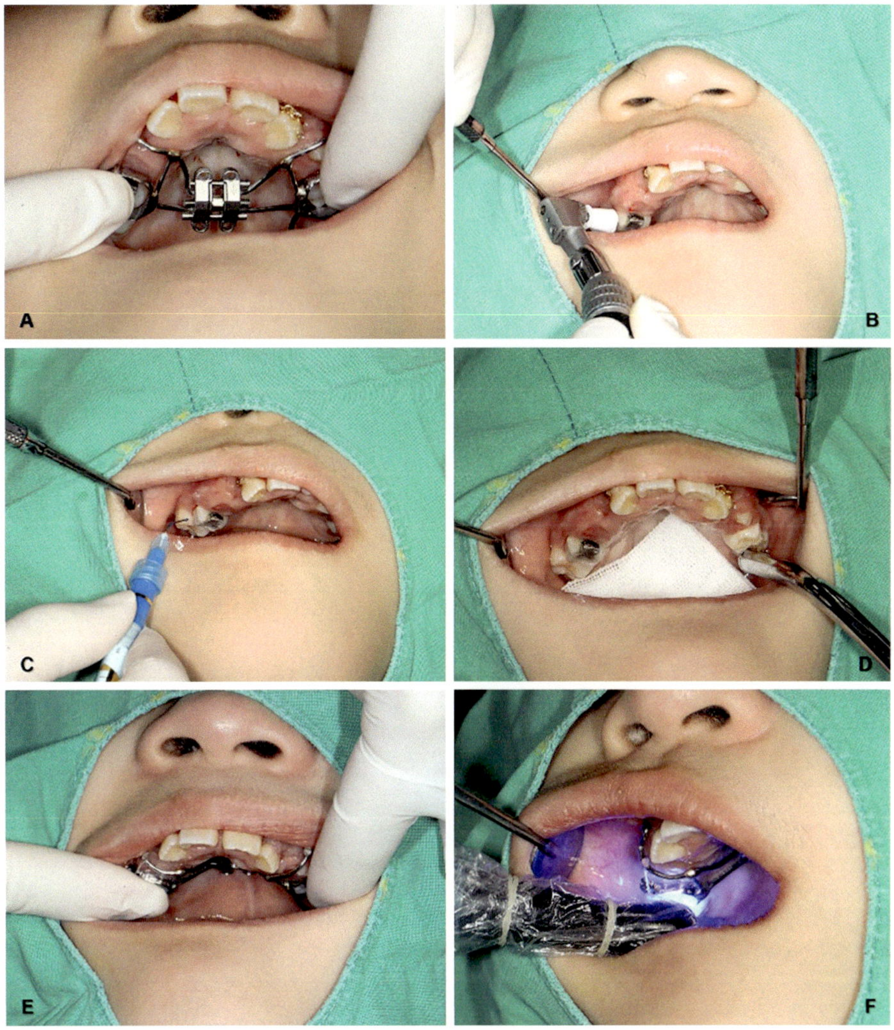

그림 5-12. MARPE의 구강내 시적 과정

1) 구내 장치 시적
2) 밴드나 레진 플레이트가 위치할 치아의 치면세마
3) 37% 인산을 이용하여 치아에 에칭
4) 구강 내 타액 격리 및 방습
5) 장치에 레진 적용 후 구내 장치 장착
6) 여분의 레진 제거 후 광중합

6장

Tooth anchored와 Mini-implant anchored facemask 치료의 결과 비교

6장 Tooth anchored와 Mini-implant anchored facemask 치료의 결과 비교

보통 facemask 치료를 통한 악정형력은 구강내(tooth-borne) 장치를 통해 상악골에 전달되어, 상악골의 전방 성장을 촉진하고, 동시에 하악골의 전방 성장을 억제하여 하악골의 성장 방향의 변화를 통해 부조화를 개선한다. 그러나 치아를 통해 전달되는 악정형력은 골격적변화 뿐 아니라 치성의 변화도 일으키는데, 상악 후방 치열을 전방 이동시켜 상악궁의 치열 총생을 야기하고, 상악 전치의 보상성 순측 경사와 상악 구치의 정출을 일으켜, 결과적으로는 상악골의 전방 이동 효과를 감소시킨다.

이러한 치성 부작용을 줄이기 위해 악정형력을 상악골에 직접 전달하기 위한 방법들이 제안되었다. 그 중 De Clerck(2009)은 상악골의 buttress와 하악 전방부에 미니플레이트(miniplate)를 식립하여 골성고정원으로 이용하고, 이를 통해 악정형력이 치아를 통하지 않고 직접적으로 상하악골에 전달되도록 하는 방법을 제시했다. 미니플레이트를 이용하는 방법은 구외로 facemask를 사용하지 않고, 구내로 악간고무줄(intermaxillary elastics)을 사용하여 악정형력을 상하악골로 전달한다. 치아에 힘을 가하지 않으며 facemask를 이용하지 않으므로 치성 부작용을 줄이고, 골격적인 개선을 얻는데 효과적이었지만, 미니플레이트를 식립하기 위해 침습적 외과 시술이 필요하며, 미니플레이트에 염증이 생길 경우 치료가 원활히 진행되기 어렵다는 점, 그리고 미니플레이트가 발육 중인 하악 견치의 치배 손상을 야기할 수 있기 때문에 견치가 어느 정도 맹출할 때까지 치료 시기를 늦춰야 하는 등의 어려움이 있었다.

미니플레이트 사용의 어려움을 보완하면서 악정형력을 좀 더 효율적으로 악골에 전달하기 위한 방법으로 구개측 mini-implant를 이용한 구개고정원, mini-screw 보강형 labiolingual 장치, 그리고 mini-screw 보강형 RPE 등을 고정원으로 사용하여 상악골을 전방 견인하는 방법들이 소개되었다. 많은 연구들이 새로이 개발된 구개측 골성 고정원으로 보강된 RPE에서 facemask 디자인에 따른 치료 효과에 대해 밝힌 바 있으나, 정작 치아를 매개로 한 conventional RPE를 활용한 facemask 치료와의 직접적 비교 연구는 부족하여, 장치의 유용성을 정확하게 알기 어려웠다.

이에 본 교실에서 2010년부터 2020년까지의 facemask 치료를 받은 환자를 대상으로 치아를 매개로 한 conventional RPE를 활용한 facemask 치료와 골성 고정원을 매개로 한 miniscrew-assisted RPE를 활용한 facemask 치료의 골격 및 치성 효과를 비교하였다.

환자군은 다음의 기준을 만족시켰다:

1. ANB가 2.5도 이하인 골격성 Ⅲ급
2. 전방부 반대교합
3. Cervical vertebra maturation stage 1~4단계의 성장기 아동
4. 두개안면증후군 및 전신질환 없음
5. 턱관절 장애 없음
6. 교정 치료 이력 없음

Conventional RPE+Facemask 치료를 받은 환자군은 총 30명(남성 17명, 여성 13명), 평균 나이 9.7세, 평균 치료 기간은 8.97개월이었고, Miniscrew-assisted RPE+Facemask 치료를 받은 환자군은 총 32명(남성 15명, 여성 17명), 평균 나이 9.11세, 평균 치료 기간은 8.44개월이었다. 그리고 상악궁 전방에 직경 1.8mm, 길이 11~13mm의 miniscrew를 2개 식립하였다. 치료에 사용한 장치는 그림 6-1에서 제시되어 있다.

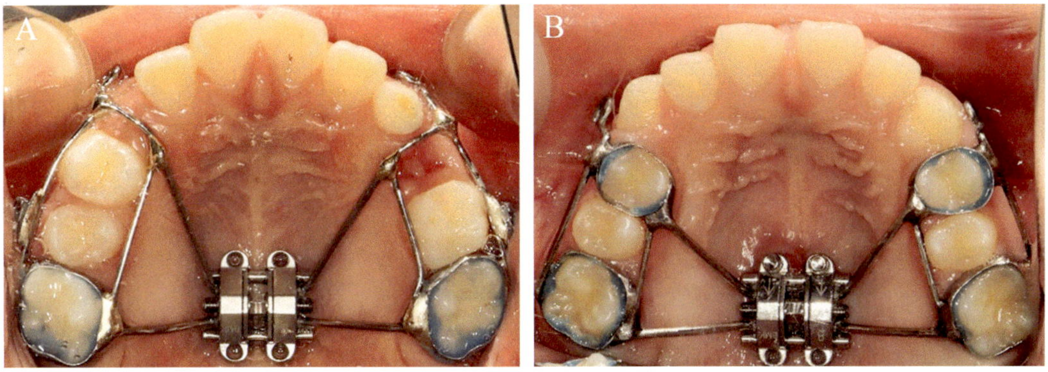

그림 6-1. A) 견인을 위한 0.9mm 스테인레스강 고리가 달린 conventional rapid palatal expansion(RPE)
B) 견인을 위한 0.9mm 스테인레스강 고리가 달린 miniscrew-assisted rapid palatal expansion (MARPE), 2개의 miniscrew가 상악궁 전방 좌우측에 식립되어 있다.

치료는 상악궁의 확장 없이, facemask를 통한 상악 견인만 시행하였으며, 견인력은 교합평면에서 20~30도 하방으로, 편측당 200gram에서 최종 300~350gram까지 적용하였다. 환자들은 하루에 최소 14시간씩 장치를 사용하도록 교육하였다.

치료 전 초진상태에 conventional RPE+Facemask 치료를 받은 환자군과 miniscrew-assisted RPE+Facemask 치료를 받은 환자군에서 치료 전의 골격성 및 치성 FMA와 IMPA를 제외하고, 통계적으로 유의미한 차이를 보이는 계측치는 없었다(표 6-1).

치료 전과 후의 골격성 및 치성 계측치를 분석한 결과를 보면, Conventional RPE+Facemask 치료를 받은 환자군과 miniscrew-assisted RPE+Facemask 치료를 받은 환자군에서 공통적으로 치료 전, 후에 차이가 없었던 계측치는 Pog to N-perp., facial plane angle, bisecting occlusal plane to FH plane, interincisal angle의 4가지 항목이었다(표 6-2). Miniscrew-assisted RPE 치료를 받은 환자군과 비교하여 conventional RPE 치료를 받은 환자군에서는 추가적으로 5가지 항목에서 치료 전, 후에 차이가 있었는데, 그 항목은 골격성 계측지(Sn-GoMe, FMA), 치성 계측치(U1 to SN plane, L6 to N-perp., A to FH)이었다.

표 6-2, 6-3과 그림 6-2는 conventional RPE+Facemask치료를 받은 환자군과 miniscrew-assisted RPE+Facemask 치료를 받은 환자군에서 치료 전과 후의 골격성 및 치성 계측치의 변화량을 보여준다. 이 중 conventional RPE+Facemask 치료를 받은 환자군과 miniscrew-assisted RPE+Facemask 치료를 받은 환자군 사이에 유의미한 변화를 나타내는 항목은 다음과 같았다.:
4가지의 골격성 계측치(SNA, ANB, SN-ANS, A to N perp.), 2가지의 치성 계측치(U1-SN, U6-palatal plane).

그룹별 변화량의 차이를 보이는 4가지 골격성 계측치는 상악골의 위치와 연관된 것이며, miniscrew-assisted RPE+Facemask 치료를 받은 환자군이 conventional RPE+Facemask 치료를 받은 환자군에 비해 상악골의 전방 위치 변화량이 더 많았음을 보여준다.
(A to N perp., C-R group: -2.08mm; MA-R group: -0.84mm)

한편, 그룹별 변화량의 차이를 보이는 2가지 치성 계측치는 상악 전치 각도(U1-SN)와 상악 제1대구치의 수직 위치(U6-palatal plane)와 연관된 것이며, RPE 장치의 치성 부작용을 대변하는 수치이다. 해당 수치들은 miniscrew-assisted RPE+Facemask 치료를 받은 환자군보다 conventional RPE+Facemask 치료를 받은 환자군에서 치아의 변화량이 크게 나타나며, 상악 전치는 더 순측 경사되고(U1-SN, C-R group: 4.77°; MA-R group: 0.29°), 상악 제1대구치는 더 정출되었음을 보여준다(U6-palatal plane, C-R group: 1.66mm; MA-R group: 0.58mm).

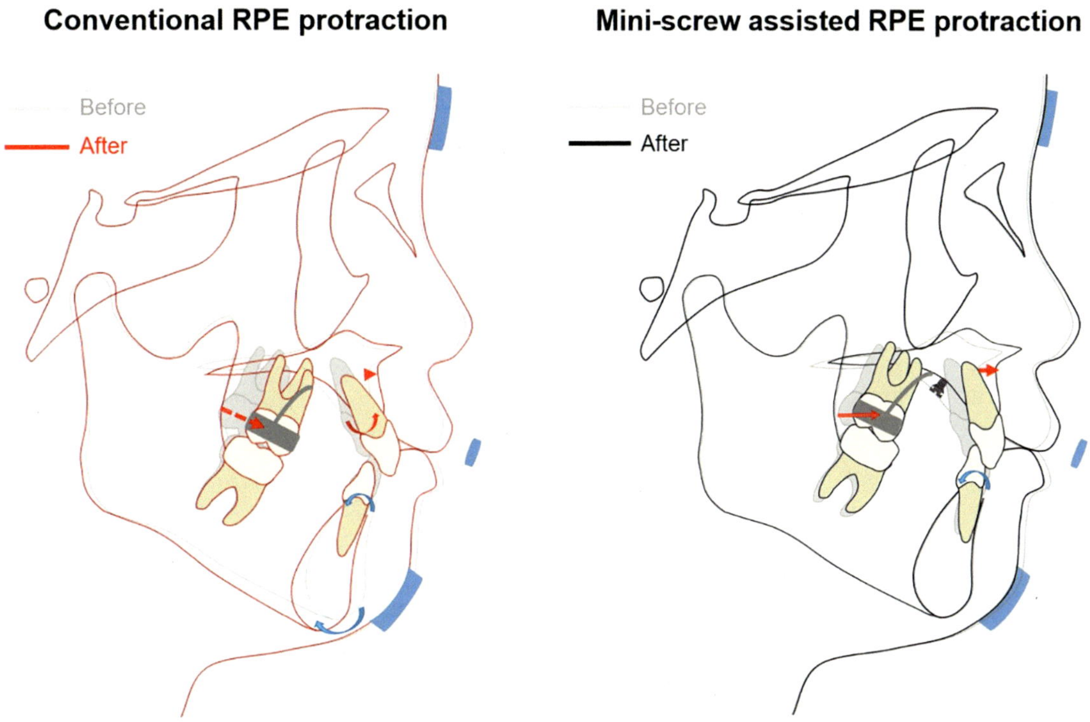

그림 6-2. Conventional RPE 치료를 받은 환자와Miniscrew-assisted RPE 치료를 받은 환자에서 치료 전, 후의 변화(좌, 우측 그림의 화살표 참조)

표 6-1. Comparison of pretreatment (T1) skeletal & dental measurements between the facemask protraction treatment with conventional RPE and miniscrew-assisted RPE groups.

Variables	conventional RPE protraction treatment (n=30)		miniscrew-assisted RPE protraction treatment (n=32)		Statistical Significance
	Mean	SD	Mean	SD	
SNA (°)	78.41	8.7	79.24	9.44	0.33
SNB (°)	78.40	9.37	80.30	11.89	0.26
ANB (°)	-0.99	3.11	-1.05	2.56	0.90
SN-ANS (°)	84.08	9.34	85.12	10.26	0.26
SN-GoMe (°)	33.16	31.22	35.30	33.01	0.11
FMA (°)	24.73	19.74	27.43	19.62	0.02*
Y-axis to SN (°)	68.77	9.76	68.27	10.27	0.52
Wits appraisal (mm)	-6.64	6.14	-7.82	6.27	0.07
Palatal planeangle (°)	0.46	7.66	1.07	8.96	0.46
Facial plane angle (°)	79.48	10.21	80.17	13.62	0.38
A to N-perp. (mm)	-3.27	3.69	-3.09	3.79	0.79
A to FH (mm)	29.69	0.65	30.33	0.60	0.47
Pog to N-perp. (mm)	-4.01	21.90	-3.84	28.68	0.88
Bisecting Occl. Plane to FH (°)	10.50	15.01	11.51	11.19	0.27
U1-SN (°)	104.19	42.00	105.05	38.65	0.60
U1 to FH (mm)	51.93	0.83	52.94	0.58	0.32
U6 to N-perp. (mm)	-40.81	12.14	-40.81	12.34	0.99
L6 to N-perp. (mm)	-38.46	15.82	-37.56	16.32	0.38
U6-palatal plane (mm)	21.68	5.52	21.76	5.37	0.88
L6-Mn. Plane (mm)	26.10	5.43	25.06	7.44	0.06
IMPA (°)	89.89	27.69	85.93	30.42	0.02*
Interincisal angle (°)	132.79	75.52	133.74	102.08	0.66

* Significantly different at p value < 0.05

표 6-2. Comparison of pretreatment (T1) and posttreatment (T2) skeletal & dental measurements between each group.

Variables	conventional RPE protraction treatment (n=30)			miniscrew-assisted RPE protraction treatment (n=32)		
	T1	T2	*P* value	T1	T2	*P* value
SNA (°)	78.41	79.62	<0.001**	79.24	81.46	<0.001**
SNB (°)	78.40	78.63	0.002*	80.30	79.55	0.011*
ANB (°)	-0.99	0.99	<0.001**	-1.05	1.91	<0.001**
SN-ANS (°)	84.08	84.60	0.039*	85.12	86.48	<0.001**
SN-GoMe (°)	33.16	33.99	0.010*	35.30	35.92	0.070
FMA (°)	24.73	25.60	0.007*	27.43	28.14	0.056
Y-axis to SN (°)	68.77	69.95	<0.001**	68.27	69.39	<0.001**
Wits appraisal (mm)	-6.64	-4.45	<0.001**	-7.82	-5.07	<0.001**
Palatal plane angle (°)	0.46	0.46		1.07	1.07	
Facial plane angle (°)	79.48	79.14	0.226	80.17	79.85	0.295
A to N-perp. (mm)	-3.27	-2.08	<0.001**	-3.09	-0.84	<0.001**
A to FH (mm)	29.69	30.82	<0.001**	30.33	30.78	0.153
Pog to N-perp. (mm)	-4.01	-4.87	0.127	-3.84	-4.73	0.168
Bisecting Occl. Plane to FH (°)	10.50	10.60	0.777	11.51	12.10	0.179
U1-SN (°)	104.19	108.95	<0.001**	105.05	105.34	0.730
U1 to FH (mm)	51.93	54.31	<0.001**	52.94	54.99	<0.001**
U6 to N-perp. (mm)	-40.81	-38.08	<0.001**	-40.81	-38.17	<0.001**
L6 to N-perp. (mm)	-38.46	-37.58	0.049*	-37.56	-37.18	0.403
U6-palatal plane (mm)	21.68	23.34	<0.001**	21.76	22.34	0.043*
L6-Mn. Plane (mm)	26.10	27.89	<0.001**	25.06	26.99	<0.001**
IMPA (°)	89.89	87.36	0.004*	85.93	82.73	<0.001**
Interincisal angle (°)	132.79	129.72	0.060	133.74	136.02	0.057

NS not significantly different

* Significantly different at p value < 0.05

** Significantly different at p value < 0.001

표 6-3. Comparison of differences during treatment period (T2-T1) between the facemask protraction treatment with conventional RPE and miniscrew-assisted RPE groups.

Variables	conventional RPE protraction treatment		miniscrew-assisted RPE protraction treatment		p value	Statistical Significance
	Mean	SD	Mean	SD		
SNA (°)	1.21	0.89	2.22	1.34	<0.001	**
SNB (°)	-0.77	1.25	-0.74	1.55	0.943	NS
ANB (°)	1.98	1.50	2.97	1.60	0.015	*
SN-ANS (°)	0.53	1.34	1.37	1.65	0.033	*
SN-GoMe (°)	0.83	1.64	0.63	1.91	0.667	NS
FMA (°)	0.87	1.65	0.71	2.04	0.742	NS
Y-axis to SN (°)	1.19	1.53	1.13	1.43	0.879	NS
Wits appraisal (mm)	2.19	1.89	2.75	2.01	0.261	NS
Palatal plane angle (°)	-0.13	1.24	-0.37	1.50	0.500	NS
Facial plane angle (°)	-0.34	1.52	-0.32	1.68	0.949	NS
A to N-perp. (mm)	1.19	0.97	2.25	1.54	<0.001	**
A to FH (mm)	1.13	1.37	0.45	1.73	0.091	NS
Pog to N-perp. (mm)	-0.86	3.02	-0.89	3.58	0.973	NS
Bisecting Occl. Plane to FH (°)	0.10	1.92	0.59	2.44	0.383	NS
U1-SN (°)	4.77	6.41	0.29	4.69	0.004	*
U1 to FH (mm)	2.38	1.57	2.05	1.67	0.430	NS
U6 to N-perp. (mm)	2.73	1.75	2.64	2.34	0.871	NS
L6 to N-perp. (mm)	0.88	2.49	0.38	2.50	0.417	NS
U6-palatal plane (mm)	1.66	1.01	0.58	1.54	<0.001	**
L6-Mn. Plane (mm)	1.79	1.81	1.93	1.12	0.720	NS
IMPA (°)	-2.54	4.50	-3.20	4.12	0.548	NS
Interincisal angle (°)	-3.06	8.59	2.28	6.51	0.007	*

NS not significantly different
* Significantly different at p value < 0.05
** Significantly different at p value < 0.001

Miniscrew-assisted RPE+Facemask 장치가 상악골 전방 견인의 골격적 효과를 가진다는 사실은 기존의 많은 논문에서 평가된 바 있다. Nienkemper 등 (2013)은 hybrid hyrax RPE를 사용할 경우, 상악골의 전방 개선 효과가 크다고 보고하였으나, 아쉽게도 대조군이 어떤 치료도 시행하지 않은 그룹이었기 때문에 대조군과 비교한 골-고정성 장치 고유의 효과를 알기는 어려웠다. Seiryu 등 (2020)은 골-고정성 장치를 사용했을 때, 상악 전방 견인량이 유의미하게 증가했다고 보고하고 있다.

반면, Ngan 등 (2015)은 hybrid hyrax RPE가 conventional RPE에 비해 상악절치, 대구치의 돌출과 같은 치성 부작용은 줄일 수 있었으나, 상악 전방 견인 정도는 차이가 없었다는 결과를 보고하였다. 상악골의 전방 이동 정도에 유의한 차이가 있는 앞선 두 연구와 본 교실 연구의 차이를 살펴보면, Ngan 등 (2015)은 구개 후방에 miniscrew를 식립한 반면, 본 교실은 구개 전방에 miniscrew를 식립하였으며, Ngan 등 (2015)에 비해 더 긴 miniscrew(11~13mm)를 식립하였다. 이러한 miniscrew의 길이와 식립 위치의 차이로 상악골에 전달되는 힘의 차이가 있었을 것으로 추정된다.

한편, 치료 전후의 비교 결과에서(표 6-2) conventional RPE+facemask 치료군에서 치료 전후에 Sn-GoMe와 FMA의 유의미한 차이가 나타났다. 이것은 하악골의 시계방향 회전이 더 많이 발생한 것을 의미한다. 치료하지 않은 골격성 Ⅲ급 성장기 환자에서 오히려 Sn-GoMe 값은 감소하는 경향을 보이므로, 하악골의 과도한 시계방향 회전은 상악 구치의 정출 등의 치성 부작용에 의해 발생한 것으로 볼 수 있다. 이는 두 치료군 모두에서 치료 기간동안 구개평면에 대해 상악 제1대구치가 정출하였지만(U6-palatal plane, C-R group: 1.66mm; MA-R group: 0.58mm), conventional RPE+facemask 치료군에서 유의미하게 정출량이 더 컸다는 것에서도 알 수 있다. 특히 상악 구치 정출에 의한 하악 평면각의 회전은 유지 기간동안 치료 전의 상태로 회귀하려는 경향에 따라 하악의 반시계방향 회전 및 이로 인한 하악골의 전방 돌출을 야기하기 때문에 차후 치료 결과의 안정성에 나쁜 영향을 끼치게 되므로 상악 구치의 정출을 최대한 막는 것은 중요하다.

상악골의 수직적 이동을 의미하는 A to FH plnae 계측값에서도 conventional RPE+facemask

치료군에서 치료 전후에 유의미한 차이가 있었는데, 이것은 상악골 전방부의 downward movement가 더 크게 나타난 것을 의미하며, miniscrew-assisted RPE+facemask 치료군에서는 miniscrew 보강을 통해서 downward movement가 최소화된 것으로 생각된다. 이 결과는 Ngan 등 (2015)의 연구 결과와도 유사하였다.

Conventional RPE+facemask 치료는 상악골 전방 견인력이 상악 치열만을 통해서 상악골에 전달되므로 상악 전치를 더욱 삐드러지게 한다. 그러나 miniscrew로 보강할 경우, 상악 전치는 치료 전과 비교하여 치료 후에 순측 경사가 발생하지 않았다. 또한 두 그룹간 Wits appraisal 변화값의 유의한 차이가 없었으므로, 상악 전치의 순측 경사가 감소한 miniscrew-assisted RPE+facemask 치료가 골격적 개선 효과가 더 크며, 치성 부작용이 더 작음을 알 수 있다.

또한 상하악에 식립된 miniplate로 악정형력을 가할 경우, 단순한 상악골의 전방 이동이 아닌 zygomaticomaxillary suture를 포함한 상악골 전방부에서 골침착이 발생하며, 상악 전치는 상악골 전방 견인에 따른 보상성 반응으로 설측 경사된다. 즉, 골성 고정원을 이용하여 상악골을 전방 견인할 경우, 상악골 복합체 전방부에 remodeling이 발생하여 골격적 부조화의 개선 효과를 크게 하며, 동시에 치아의 보상성 이동에 의한 변화는 감소시킬 수 있다는 것을 의미한다.

결과적으로, miniscrew-assisted RPE+Facemask 치료군이 악정형력을 상악골에 더욱 효과적으로 전달하여, conventional RPE+Facemask 치료군보다 효과적으로 골격적 개선을 이루고, 치성 부작용을 줄여주었다(그림 6-2). 또한 miniscrew-assisted RPE+Facemask 치료는 술식이 간단하고 비침습적이므로, 상악골 열성장을 보이는 골격성 Ⅲ급 성장기 부정교합 환자에서 효과적으로 사용될 수 있으리라 판단된다.

7장

Facemask의 예후 그리고 예측 인자, 치료의 결과

가) 예후 및 예후 관련 인자

7장 Facemask의 예후 그리고 예측 인자, 치료의 결과

수술하느냐 마느냐. 성장기 Ⅲ급 부정교합의 치료계획을 수립할 때는 언제나 이 2가지의 선택지 중에 하나를 선택해야 하는 골치 아픈 상황에 직면하게 된다. Facemask나 기능성 장치, chin cap 등의 성장조절 치료가 단기적인 효과가 있다는 보고는 수없이 많으나, 많은 노력과 시간, 협조도 등의 비용이 필요함에도 불구하고 차등적인 성장으로 인해 재발하는 경우 또한 타 부정교합에 비해 잦다. 반면 수술교정은 이와는 상반되게 성장이라는 불확실성을 걱정할 필요가 없으나, 치료비용이 매우 높으며 성장기에 반대교합을 개선할 여지가 있지는 않았나 하는 고민에 쌓이게 된다 (그림 7-1, 2, 3).

이렇듯 Ⅲ급 부정교합의 치료는 안면골 발달의 초기 단계에서 이루어져야 하므로, 성장이라는 불확실성을 항상 지닐 수밖에 없다. 그만큼 Ⅲ급 부정교합은 예측하기 어려우며, 아직도 교정학 분야의 난제로 꼽히고 있다. 만약 예후를 예측할 수 있는 인자들이 있고, 이를 이용하여 치료 전 그 결과를 미리 예지할 수만 있다면 Ⅲ급 부정교합 환자의 치료계획 수립에 큰 도움이 될 수 있을 것이다.

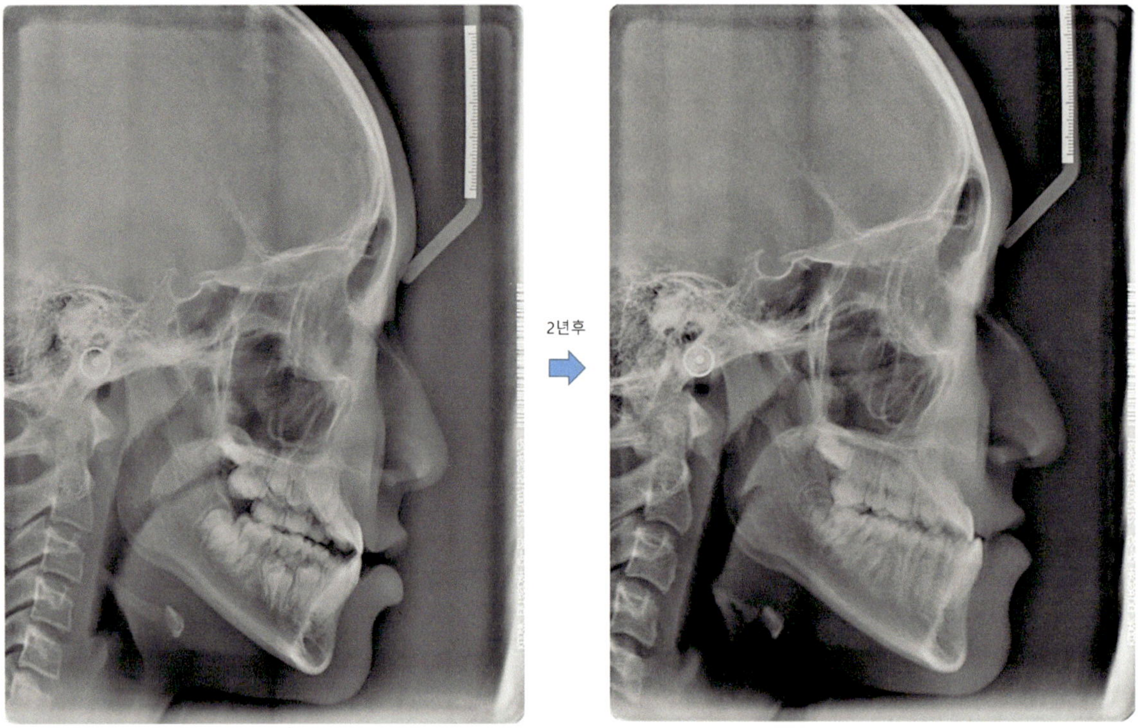

그림 7-1. 상악 전치 순측 경사, 큰 하악평면각을 가진 환자의 하악 만기 성장

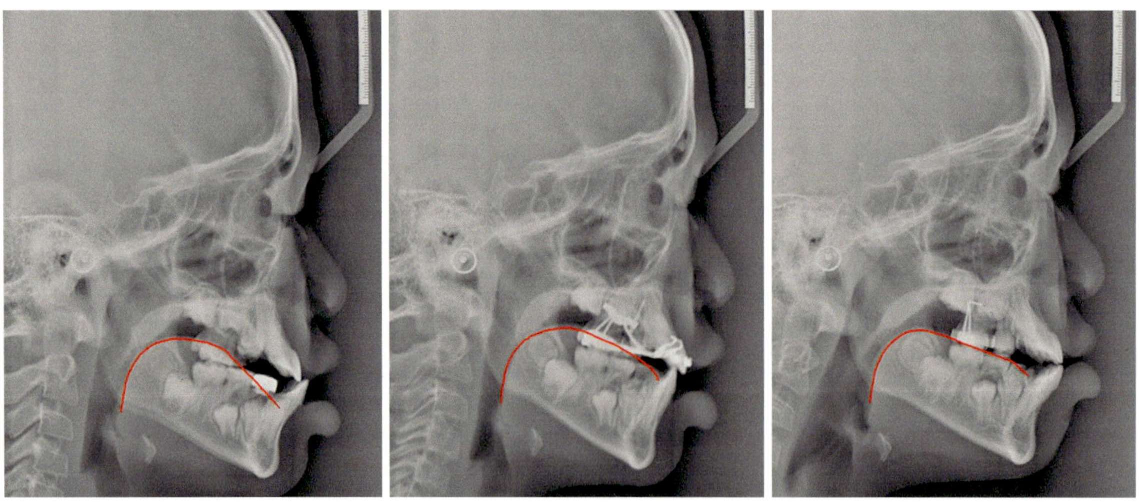

그림 7-2. 반대교합 개선과 단기간 재발, 혀의 저위

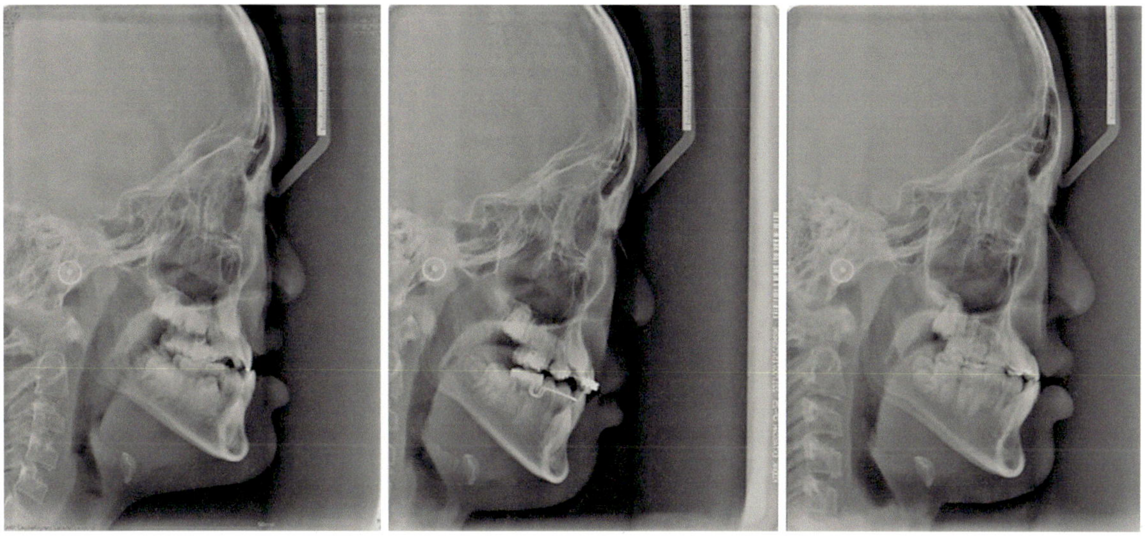

그림 7-3. Facemask 치료 후 하악 만기 성장

가) 예후 및 예후 관련 인자

이러한 난제를 해결하고자 지난 수년 동안 수많은 연구자들이 측모 두부방사선 계측치를 기반으로 RME/facemask 치료의 예후 예측 수학적 모델을 제시해온 바 있다.

Baccetti(2004)는 CVMS stage 1일 때 RPE+FM 치료를 받은 42명의 환자를 대상으로, 치료 후 최대성장기를 지나 CVMI가 4-5에 이를 때까지 평균 6.5년간 예후를 관찰하여 성공/실패로 분류하여 분석하였다(그림 7-4). 그 결과 71.4%에서 치료가 성공적이었으며, 불량한 예후를 예측할 수 있는 인자로 ramus length(Co-Goi), cranial base angulation(Ba-T-SBL(stable basicranial line)), mandibular plane angle(ML-SBL)의 3개 인자가 존재함을 보고하였다. 특기할 점은 하악지의 길이가 짧을수록(즉, 후안모고경이 짧을수록) 예후가 더 좋았다는 점이다. 더불어 cranial base angulation이 작을수록 예후가 불량하였는데, 이는 이 각이 작을수록 glenoid fossa가 전방에 위치하는 경향이 있어, 하악이 전돌되는 경향이 있기 때문이다.

- 예후인자: Ramus length(Co-Goi), Cranial base angulation(Ba-T-SBL(stable basicranial line)), Mandibular plane angle(ML-SBL)
- 판별식: D = .0282(Co-Goi) + 0.205(Ba-T-SBL) + 0.12(ML-SBL) - 29.784
- 판별: 0.4065 이하일 경우 예후 양호
- 판별력: 83.33%

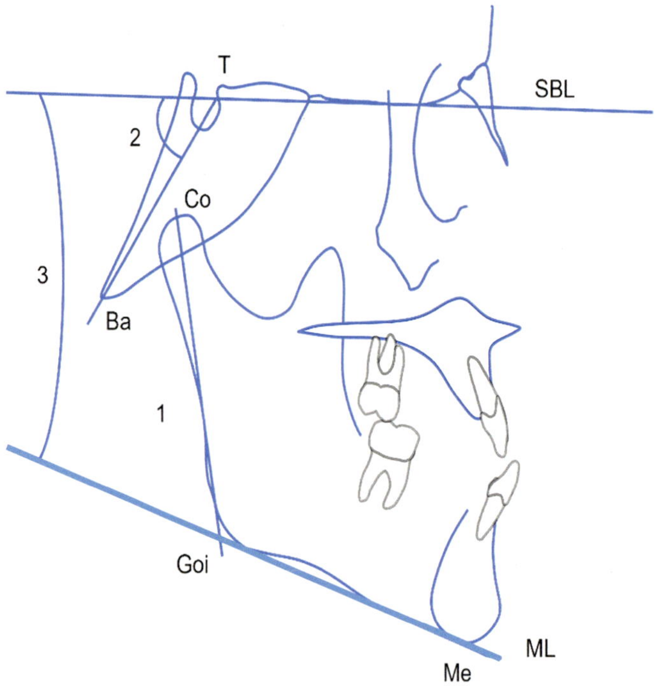

그림 7-4. Baccetti(2004)에서 제시한 불량한 예후를 보이는 인자들. 하악지의 길이(Co-Goi)가 길수록, 그리고 전두개저와 중두개저가 이루는 각(Ba-T-SBL)이 클수록, 하악평면이 기울어져 있을수록 예후가 불량하다고 판단할 수 있다.

손명호 등 (2004)은 30명의 혼합치열기 반대교합 환자들을 facemask, 고정식 교정장치 등으로 반대교합을 개선한 다음, 7~8년이 지난 후 예후를 분석하였다. 그 결과 AB-MP angle를 예후인자로 제시하였으며, 이 수치가 60°보다 작을 경우 예후가 불량할 것으로, 65° 이상이면 예후가 양호하다고 판별할 수 있다고 제시한 바 있다. 특히 악골의 수평관계 및 수직관계·수평적인 관계는 Wits를 제외하면 그룹간의 차이가 유의미하진 않지만, 수직적인 관계는 대부분 예후에 따라 큰 차이를 보였다(그림 7-5).

Ghiz(2004)는 64명의 환자(9.2±1.8세)를 RPE+facemask로 치료 후 최소 3년간 추적한 결과 70%의 치료 성공률을 보였으며, 이로부터 4개의 불량한 예후를 예측할 수 있는 mandibular position(Co-GD), ramus length(Co-Goi), mandibular length(Co-Pg), gonial angle(Ar-Goi-Me)이라는 4개 인자를 추출하였다. 여기서 GD는 sella horizontal line(FH plane과 평행하면서 Sella를 지나는 평면)에서 수직으로 내린 평면을 말한다. 즉 Ghiz(2004)는 glenoid fossa가 전방에 있을수록(Co-GD), 하악지가 길수록, 그리고 하악각이 클수록(과발산적일수록) 예후가 불량하다고 주장하였다. 이는 Ⅲ급 부정교합의 경우 두개저의 평탄화(orthocephalization)가 결여되어 있다는 형태학적인 분석과도 일치하는 부분이다.

특히 Ghiz(2004)는 여기에 더해 상악골의 크기나 위치에 관계되는 그 어떤 수치도 예후에 영향을 미치지 않고 있다는 점을 강조했다. 예후를 결정하는 요인들은 대부분 하악의 형태와 관련이 있었으며, 이는 Bjork가 하악과두는 growth site이며 성장의 방향과 하악, 그리고 이부의 위치를 결정짓는 주된 구조물이라고 말했던 것으로 보건대 예후를 결정짓는 요인은 하악에 있다고 봐도 과언이 아니다.

- 예후인자: 두개저에 대한 하악골의 위치(Co-GD), 하악지의 길이(Co-Goi),
  하악의 길이(Co-Pg), 하악각(Ar-Goi-Me)
- 판별식: D = P = 1 / (1+exp(-L)), L = 30.557 + 0.196(Co-GD) =
  -.129(Co-Pg) + 0.162(Co-Goi) - 0.206(Ar-Goi-Me)
- 판별: 0.5 이상일 경우 예후 양호
- 판별력: 95.5% in success group, 70% in uncuccessful group

문영민 등 (2005)은 대부분의 논문이 성공/실패로만 분류하고 있는 오류를 지적하며, 유치열기 혹은 혼합치열기에 Ⅲ급 부정교합으로 치료받은 45명의 환자를 대상으로 평균 8.8년간 예후를 관찰하여 예후를 좋음/중간/불량으로 나누어 AB to Mn. Plane angle, N-perp. to point A라는 2개의 예후 예측 인자를 발표한 바 있다. 즉 수직적으로 저발산적인 형태일수록 예후가 좋았다. 특히 상악골이 후퇴되어 반대교합이 발생한 경우보다는, 상악골이 전진되었음에도 반대교합이 존재할 경우 예후가 불량해짐을 알 수 있다. 판별식에는 포함되지 않았지만 그룹 간 하악골의 형태가 큰 차이를 보였는데, gonial angle이 클수록 예후가 불량하였다.

더불어 그룹간 ANB, Wits 등의 상하악의 전후방적 관계는 통계적으로 유의미한 차이를 보이지 않았는데, 이는 앞서 말한 Ghiz(2004)와 같이 Ⅲ급 부정교합의 치료에 있어서는 상하악골의 전후방적 관계보다는 하악골의 형태와 성장이 예후에 더 큰 영향을 미친다는 기존 문헌들의 보고와 일치하는 부분이다. 다른 말로 하자면 상하악골의 수평적인 관계보다는 상하악골의 수직적인 관계가 예후랑 더 연관된 것으로 보인다.

- 예후인자: AB to Mn. Plane angle, N-perp. to point A
- 판별식: D = 0.290 (AB to Mn. Plane angle) - 0.501 (N-perp. To point A) - 18.349
- 판별: 0.752 이상일 경우 예후 양호, -0.904 이하일 경우 불량
- 판별력: 77.8%

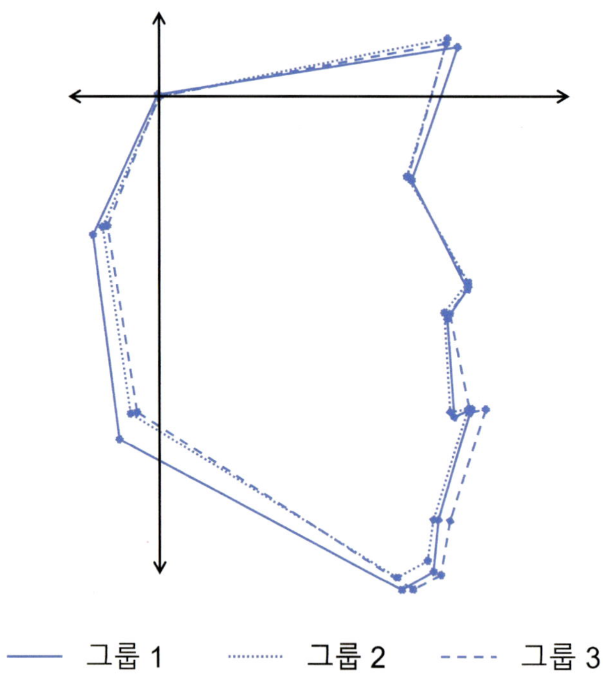

그림 7-5. **그룹1 예후가 좋은 그룹, 그룹2 어디에도 속하지 못한 그룹, 그룹3 예후 불량한 그룹. 예후가 좋을수록 저발산적인 형태를 보인다.**

Nardoni(2015)는 26명의 환자를 RPE와 facemask로 평균 6개월간 치료한 후, 최대성장기 간 지난 평균 6년 10개월 뒤의 예후를 분석하였다. 그 결과 하안모고경(anterior lower facial height)과 하악과두-하악평면각(CondAx. -MP)이 예후에 영향을 미치는 주된 요인이라고 하였다. 이 또한 수평적인 요소가 아니라 수직적인 요소가, 그리고 하악의 형태가 예후를 결정짓는 주된 요인이라는 것을 보여주는 연구 결과이다(그림 7-6).

- 예후인자: ALFH(anterior lower facial height), CondAx. MP(Condylar axis to Goi. -Me.)
- 판별식: D = 0.232(ALFH) - 0.116(CondAx.MP) + 3.289
- 판별: 0.595 이상일 경우 예후 양호
- 판별력: 88.5%

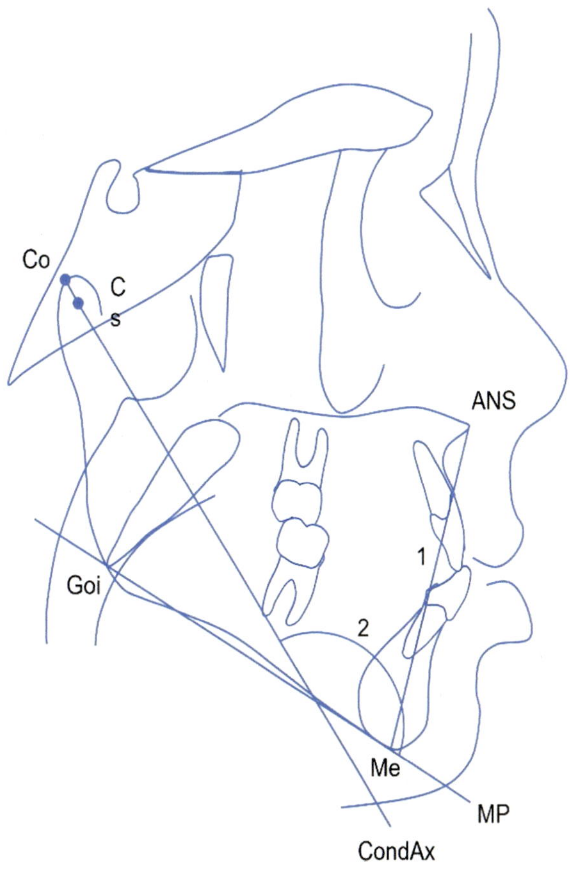

그림7-6. **1. 하안모고경(anterior lower facial height)**
2. 하악과두-하악평면각(CondAx. -MP)

최윤정 등 (2017)은 SMI stage 4 이전에 facemask 치료를 받은 59명의 환자(평균 9.18세)를 성장종료 시(평균 19.10세)까지 경과관찰을 시행하여 예측 인자를 분석하였다. 그 결과 37명에게서 치료가 성공적이였으며, 예측 지수로는 AB to mandibular plane, Wits appraisal, articular angle이 예측지수로 제안되었다. 특히 논문에서는 연구의 환자들을 대상으로 하여 제시된 예측모델과 그동안 알려진 Baccetti(2004), Ghiz(2004), 문영민(2005), Yoshida(2006)가 제시한 판별식들을 비교하여 악정형 치료의 장기적 성공을 예측할 수 있는지를 알아보았다. 그 결과 성공률이 44.8~67.8%로 상이하게 예측되는 것을 관찰할 수 있었다. 더욱이 치료의 실패를 성공적으로 예측하지 못하였다.

- 예후인자: AB to mandibular plane, Wits appraisal, articular angle
- 판별식: P = exp(L) / (1+ exp(L)), L = -17.409 + 0.122(AB to MP angle) + 0.254(Wits) + 0.086(articular angle)
- 판별: P는 성공확률

Souki(2020)는 브라질과 이탈리아에서 RPE+facemask로 치료받은 환자들을 분석하였다. 브라질 실험군은 73명의 환자를 평균 7.1±1.6세에서 21.8±3.2세까지 경과관찰 하였고, 이탈리아 실험군은 28명의 환자들를 평균 9.0±1.3에서 18.2±1.4세까지 경과 관찰하였으며, 이 두개 데이터를 치료 성공과 실패 그룹으로 나누어 분석하였다.

그 결과 치료 전 연령, 치령(non-decidulusdentiton), 남성, 그리고 CondAx-MP, Go-Gn, Co-Gn, Co-A, PNS-A, N-Me이 클수록, AB-MP 작을수록 예후가 불량했다. 예측모델에는 CondAx-MP만 사용하였다. 이를 기반으로 CondAx-MP가 147.8° 보다 클 경우 치료에 실패할 확률이 적다고 예측할 수 있다.

- 예후인자: 연령, 치령(non-decidulusdentiton), 남성, CondAx-MP, Go-Gn, Co-Gn, Co-A, PNS-A, N-Me
- 판별식: 실패확률 P = 1/ (1 + exp(-(-62.029 + 0.41973(CondAx-MP))))

- 판별: 0.752 이상일 경우 예후 양호, -0.904 이하일 경우 불량
- 판별력: 정확도(accuracy) 0.95, 민감도(Sensitivity) 0.86, 특이도(specificity) 0.98

앞서 기술했던 이러한 모델들을 이용한다면 과연 RPE+facemask의 예후를 정확히 예측할 수 있을까? Fudalej(2011)이 시행한 systematic review에서는 이러한 예후 예측 모델을 제시했던 14개의 문헌을 리뷰한 결과, 14개 문헌에서 RPE+facemask 치료의 예후 예측 인자로 35개의 측모두부 방사선 계측치와 3개의 진단모형 계측치가 제시되었으며, 3-4의 인자들이 공통적으로 자주 보고되었다고 하였다. 이 중 오직 2개의 논문만이 2개 이상의 예측 인자(ANB와 Wits appraisal)을 공유하였다. Gonial angle은 가장 많이 예측 인자로 지적되었지만, 14개 논문 중 5개의 논문에서만 예측모델로서 사용되었다. 결론적으로 같은 예후인자를 제시한 연구는 하나도 없었으며, 오히려 연구마다 제시하는 예후인자들은 상이하였다.

더불어 각각의 연구들의 실험대상과 장치 디자인의 상이함으로 인하여 meta-analysis를 시행할 수 없었으며, 치료의 성공/실패를 결정짓는 방법이 연구마다 상이하였다는 점에서 예후인자에 대한 연구는 아직도 부족한 부분이 많다(표 7-1).

더불어 이러한 논문들에 있어서 표본선택을 어떻게 하였느냐는 것은 피할 수 없는 논쟁거리이다. Fudalej(2011)는 표본이 연속된 환자들이 아닌 RPE+facemask 치료를 받기로 선별된 환자들로 표본이 구성되었을 경우, 그리고 성공과 실패 사이의 경계선 환자를 많이 포함한 연구에서는 동일한 치료 프로토콜이나 장치를 사용하더라도 서로 다른 예측지수가 발견될 수도 있다고 지적하였다. 특히 불행이도 지금까지 소개한 논문들에서는 선별된 환자를 대상으로 연구가 이루어졌으며, 치료 여부의 결정단계에서 어떤 기준을 사용했는지에 대한 정보는 기술되어 있지 않았다.

즉, 수많은 연구가 존재함에도 불구하고 아직도 Ⅲ급 부정교합의 예후 예측은 요원하다고 볼 수 있다. 결론적으로, 정확한 예측 모델을 제시할 수는 없지만, 보고된 예후인자들을 종합해 보자면 하악골의 형태와 성장, 특히 수직적인 요소들이 facemask를 이용한 Ⅲ급 부정교합의 장기적인 예후에 가장 큰 영향을 미치는 것으로 보인다(표 7-2).

그러나 치료 후 장기적인 치료의 안정성 여부를 예측하려고 한 많은 연구에도 불구하고, 아직 문헌들끼리 같은 예측 인자를 공유하는 경우조차 드물다는 점에서 Ⅲ급 부정교합의 성장조절치료의 예후 예측모델 성립은 요원하다고 할 수 있다.

무엇보다도 성공적인 예후 예측모델이 성립되더라도 여전히 환자의 협조도와 보호자와의 상호협력이 필요하다는 것, 환자의 요구도나 심미적인 기준이 다르다는 점, 그리고 환자별로 성장의 개별요소가 있으므로 잔여 성장을 예측하기 어렵다는 점에서 Proffit이 말한 것처럼 완벽하게 컴퓨터 계산(computational logarithm)으로 예후를 결정짓는 것은 어려우며, 술자의 주관적인 상황판단 또한 중요하다는 것을 잊지 말아야 한다.

표 7-1. Fudalej(2011)에서 리뷰한 예측모델 논문들과 성공/실패의 기준, 예측인자들

Study	Sample size, gender, and ethnicity	Treatment method, extractions (yes,no, nd)	Age at treatment start, completion, and follow-up	Length of treatment and follow-up	Variable(s) used to evaluate outcome	Type of outcome at follow-up	Success/ (uncertain)/ relapse rate(%)	Predictors of success/ relapse
Baccetti et al. (2004)	42 (20 M, 22 F), Caucasians	RME + FM; no	8.6, 9.6, 15.0	1.0, 5.4	OJ<0 mm, ClassIII molars → relapse	Success, relapse	71.4/28.6	Mandibular ramus length (Co-Goi), Ba-T-SBL angle, and MP/SBL angle
Battagel (1993)	34 (21 M, 13 F), Caucasians?	Mn CHG; no	12.4, nd, 20.0	nd, 5.6	OJ, OB>0 mm → success; OJ, OB<0 mm → relapse; OJ, OB=0 mm → uncertain	Success, uncertain, relapse	35.3/26.5/38.2	U1/PP angle, Labrale superior to soft tissue nasion, Labrale inferior to Sella vertical, number of anterior teeth in crossbite
Ferro et al. (2003)	52 (22 M, 30 F), Caucasians	Splints + elastics + CC (SEC III); nd	9.0, 13.0, 22.0	4.0, 9.0	OJ<or=0 mm → relapse	Success, relapse	88.5/11.5	Wits, ANB, SNB, and OB at the end of tx
Franchi et al. (1997)	45 (22 M, 23 F), Caucasians?	FA; nd	5.6, nd, 15.8	nd, 6.6	Angle Class, anterior crossbite (concomitant molar and canine ClassIII and anterior crossbite of at least 1 incisor → relapse)	Success, relapse	51.1/48.9	Axis of condylar process to SBL angle (CondAx-SBL), mandibular plane to palatal plane (MP/PP), and mandibular intermolar width
Ghiz et al. (2005)	64 (29 M, 35 F), 53% Caucasians, 47% Asians	FM; nd	9.2, nd, nd	nd, nd	OJ>1 mm and angle Class I → success	Success, relapse	68.8/31.2	Position of the condyle with reference to the cranial base (Co-GD), mandibular ramus length (Co-Goi), total mandibular length (Co-Pg), and gonial angle (Ar-Goi-Me)
Ko et al. (2004)	40 (18 M, 22 F), Asians?	CC + fixed; Mixed	8.2, 11.1, 17.6	1.9, 6.5	Good facial profile, OJ and OB>0 mm, Class I molars and canines without severe facial and dental asymmetry → success	Success, relapse	52.5/47.5	L1/OcclPl, upper gonial angle, AB/OcclPl, AB/MP, ANB, APDI, Wits, Articular angle (S-Ar-Go), gonial angle, facial convexity, AB/facial plane, and L1/A-Pog
Moon et al. (2005)	45 (16 M, 29 F), Asians	CC; nd	8.6, 11.7, 17.4	3.1, 5.7	OJ>2 mm, OB>1.5 mm → success; OJ, OB<0 mm → relapse; intermediate values of OJ and OB → uncertain	Success, uncertain, relapse	37.8/28.9/33.3	AB/MP angle; A to N-perp distance
Ngan and Wei (2004)	40 (21 M, 19 F), 38% Caucasians, 62% Asians	RME + FM; no	8.9, 9.8, 13.0	0.9, minimum 3 years	OJ>1 mm → success	Success, relapse	50.0/50.0	Growth treatment response vector established based on initial, post-treatment, and follow-up cephalograms

Study	Sample size, gender, and ethnicity	Treatment method, extractions (yes,no, nd)	Age at treatment start, completion, and follow-up	Length of treatment and follow-up	Variable(s) used to evaluate outcome	Type of outcome at follow-up	Success/ (uncertain)/ relapse rate(%)	Predictors of success/ relapse
Schuster et al. (2003)	88 (39 M, 49 F), Caucasians	Various; nd	9.8, nd, 17.4	nd, nd	Need for surgery at the end of observation period	Success, relapse	73.9/26.1	Wits, palatal plane to SN angle (PP/SN), and individualized inclination of the lower incisors
Tahmina et al. (2000)	56 (23 M, 33 F), Asians?	CC + FIXED; nd	9.3, 12.1, 18.4	2.8, 6.3	Occlusal status at the end of treatment after pubertal growth	Success, relapse	53.6/46.4	Gonial angle; N-A-Pog angle; RP/SN angle
Wells et al. (2006)	41 (not declared), Caucasians	RME + FM; nd	nd, nd, nd	nd, minimum 5 years	OJ>0 mm → success	Success, relapse	75.6/24.4	Vertical position of PNS and Go, OB, Mn length
Yoshida et al. (2006)	32 (0 M, 32 F), Asians	CC + FM + fixed; nd	10.2, 11.6, 17.0	1.4, 5.4	OJ, Angle classification (favourable responses to the orthopaedic appliances during the first phase of treatment, and optimal molar and canine relationships with a normal OJ and OB maintained long term → success	Success, relapse	50.0/50.0	ANS-Me and gonial angle
Zentner and Doll (2001)	104 (nd), Caucasians	Various; nd	11.7, nd, 16.8	nd, nd	Change of PAR Index during treatment	Greatly improved, improved, worse/no different	46.8/40.7/12.5	Low value of apical base relationship index (particularly resulting from undersized maxilla)
Zentner et al. (2001)	80 (nd), Caucasians?	Various; nd	10.9, nd, 16.0	nd, nd	Change of PAR Index during treatment	Greatly improved, improved, worse/no different	50.0/37.5/12.5	Two models: (1) apical base relationship and gonial angle; (2) apical base relationship, mid facial length/mandibular length ratio (Co-A to Co-Gn %), net sum of 'maxillary difference' (defined as difference between measured maxillary length and individual standard) and 'mandibular difference' (defined as difference between measured mandibular lenght and individual standard

표 7-2. Class III 성장조절의 치료에 있어 고려해야 할 평가 요소

	Positive factor	Negative factor
안모	저발산적	과발산적
기능변위	전후방적 기능변위	기능변위 없음
하악골 성장	대칭적	비대칭적
잔존성장량	많음	적음
전부방적 부조화	경미 (ANB > -2°)	심각 (ANB < -2°)
하악전돌 가족력	없음	있음
환자 협조도	적절	부적절
심미성	심미적인 안모	비심미적인 안모

③ 재발

Jackson 등 (1979)은 원숭이 실험에서 상악 전방견인 치료가 끝난 후 재발이 일어났으며 그 양은 치근막을 통한 치열에서의 재발이 골격적인 재발보다 4배 정도 크며, 보정기간이 짧을수록 크게 나타났다고 하였다. 따라서 상악골의 전방견인 후에는 어느 정도의 재발이 예상되므로 보정기간을 가능한 한 길게 하거나(3~6개월 정도) 보정기간에도 1000g 정도의 견인력이 필요하며 과개선(overcorrection)을 해줘야 한다고 보고하였다.

Lin(2018)은 하악평면각의 경우 치료 전후 간 큰 차이가 없었는데, 이는 전방견인 시 부가적인 하악골의 시계방향 회전은 다시 회복될 가능성이 높다는 것을 의미한다. 따라서 골격관계의 개선이 상악골의 전방 이동이 아닌 하악골의 시계방향 회전으로 인한 후하방이동으로 발생하였을 경우, 재발될 가능성이 더욱 높다. 결론적으로 장기적인 효과를 위해서는 하악평면각의 증가를 최소화하여야 하며, 재발을 막기 위해서는 과개선이 필요할 수 있다(그림 7-7).

Mandall(2016)에 의하면 치료 6년 후 관찰 결과, 상악골 전방견인 치료를 받은 환자들 중 2/3가 악교정수술이 필요 없었으며, 68%의 환자가 양호한 수평피개를 유지하였다고 한다. 하지만 전방견인 치료를 받지 않은 대조군의 1/3 또한 악교정수술이 필요 없었으며, 48%에서 치성 보상으로 인해 양호한 수평피개를 보였다.

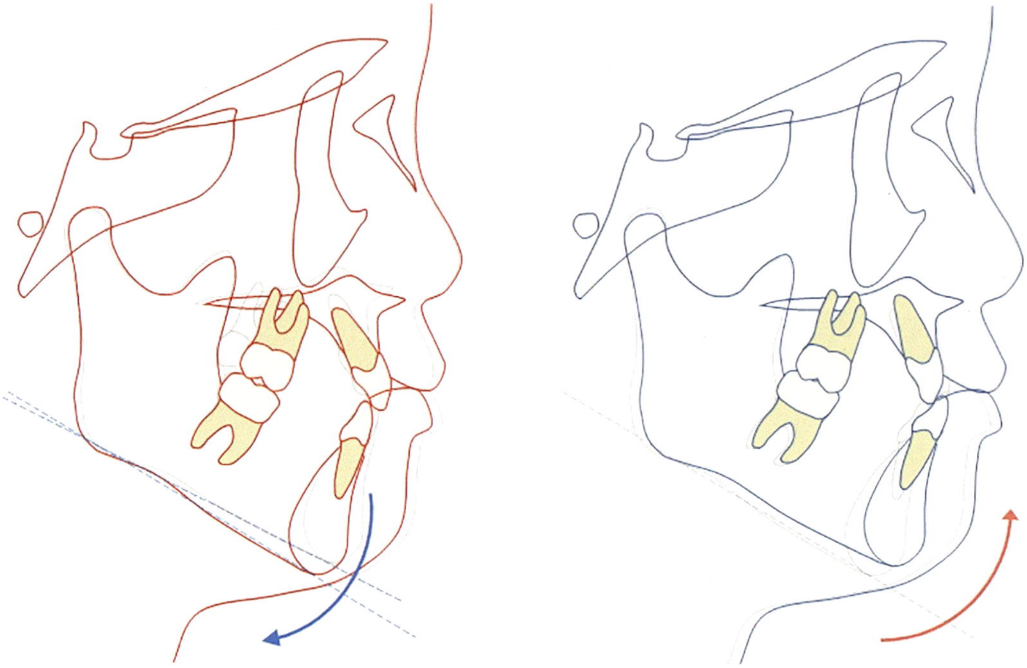

그림 7-7. **전치부 관계가 하악의 후하방 회전으로 개선된 경우 재발하는 경향이 크다. Facemask를 이용한 성장치료시 상악의 전방 이동보다 하악의 시계방향 회전으로 인해 반대교합이 개선되었을 경우, 다시 성장하며 하악골이 반시계 방향으로 회전하여 반대교합이 재발할 가능성이 크다.**

재발의 가능성이 있는 환자에게서도 조기치료를 시행하여야 할까? 하악전돌은 매우 다양한 원인에 의하여 발생하며, 하악의 성장은 개인에 따라 매우 불규칙한 양상을 보이기 때문에 모든 Ⅲ급 부정교합 환자에서 어느 특정 시기의 하악전돌이 계속해서 악화된다고 단정하기는 어렵다. 더불어 치아치조성 보상 반응은 영구치가 맹출하는 혼합치열기에 가장 왕성하므로 조기치료를 통하여 좀 더 완전한 치료의 가능성을 높일 수 있다.

조기치료를 하여 좀 더 호의적인 환경이 주어질 경우 하악의 성장이 변화를 보일 가능성이 크기 때문에 조기치료의 필요성이 정당화되고 있다. 초기 혼합치열기의 전치부 반대교합은 방치할 경우 상악골의 성장을 더욱 억제하고 하악골의 과잉성장을 유발함은 물론 자연적 치아치조성 보상 반응을 방해하여 결국 수술하지 않고는 치료가 불가능한 심한 골격성 Ⅲ급으로 발전할 수도 있으므로, 재발의 우려가 있더라도 환자의 동의 하에 조기치료를 시행함이 바람직할 수 있다.

Ⅲ급 부정교합 치료를 조기에 시행함으로써 다음과 같은 장점이 있다. (Campbell 1983)

1. 정상적인 성장을 위한 보다 적절한 환경을 조성해 준다.
2. 가능한 한 많은 양의 상악골전돌 유도가 가능하다.
3. 교합관계 개선과 악관절 장애를 예방할 수 있다.
4. 심미성을 개선해 줌으로서 정서발육이 보다 정상적으로 이루어질 수 있다.

8장

Facemask 치료 증례들

8장 Facemask 치료 증례들

증례 1. Bonded RPE를 이용한 골격성 Ⅲ급 환자의 facemask 치험례

1. 진단

만 8세 4개월 남자 환자로 "위 아래 이가 거꾸로 물려요"라는 주소로 내원하였다. 특별한 전신 질환 및 치과병력은 관찰되지 않았다. 하악 폐구시, 절단 교합으로 상하악 전치가 맞닿은 후, 최대 감합으로 이행하면서 하악이 전돌되어 반대 교합이 형성되었다. 전두개저에 대해 상악골이 후방에 위치하는 악골의 전후방적인 부조화 존재하고 전치부 반대교합 및 편평한 중안모 나타난다. 공간 분석상 향후 영구치열기에 상악에서 공간 부족이 예상되었다(그림 1, 2).

측면 두부방사선계측사진 분석에서 SNA 79.2°, SNB 80.6°, ANB -1.5°로 상악골이 후퇴된 골격성 Ⅲ급 부정교합을 보인다. 상악 전치는 후방위치 및 구개측 경사 나타나고(U1 to A-Pog 0.5mm, U1 to FH 105.8°) 하악 전치는 설측 경사 나타난다. (L1 to A-Pog 3.7mm, IMPA 85°) 후퇴된 상악골로 인해 심미선(esthetic line)에 대한 하순의 위치가 0.8mm 돌출되었다(표 1).

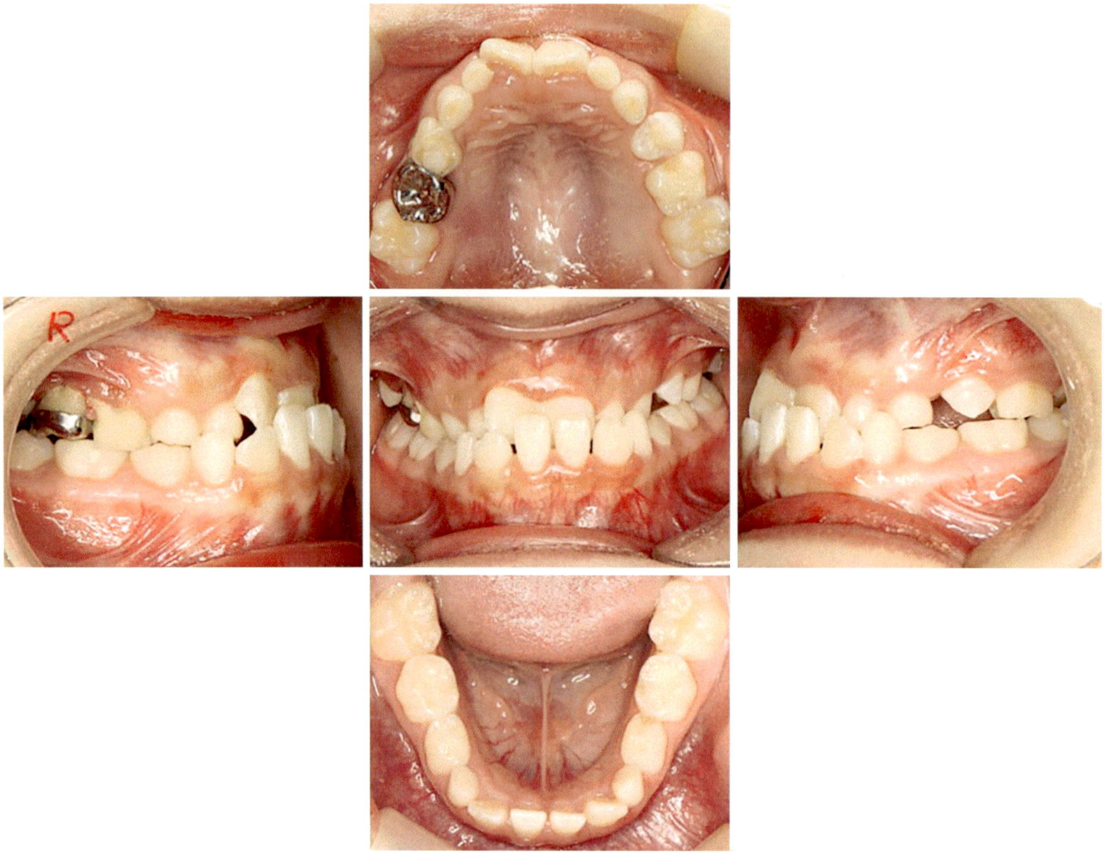

그림 1. 초진 시 구내사진

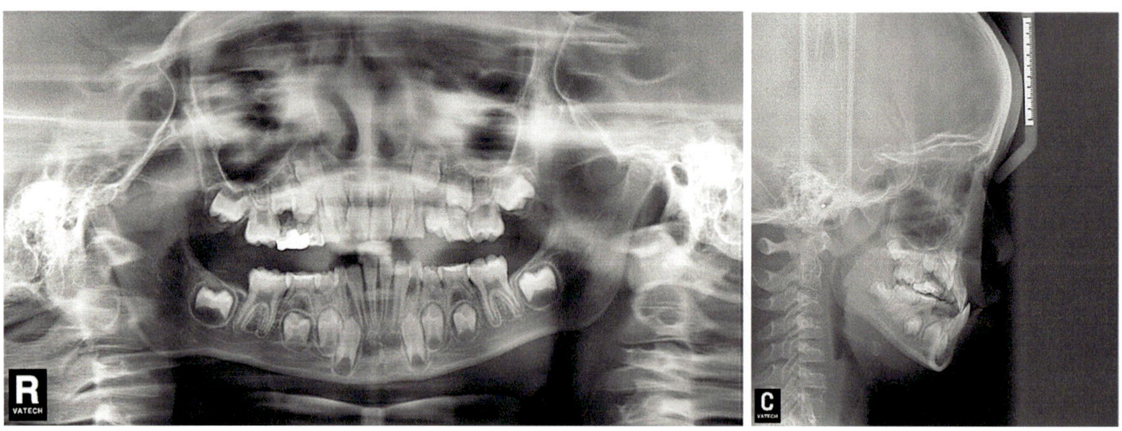

그림 2. 초진 시 파노라마 방사선 및 측면 두부규격 방사선 사진

표 1. 치료 전후의 두부 계측학적 측정치의 비교

	Norm	Pretreatment (8세 4개월)	Posttreatment (8세 11개월)	Retention (9세 8개월)
SNA (°)	82.0	79.2	80.3	81.1
SNB (°)	80.0	80.6	78.5	79.4
ANB (°)	2.0	-1.5	1.8	1.8
Mn. plane angle to SN (°)	34.7	32.7	34.9	36.1
Gonial angle (°)	126.0	125.2	120.9	122.1
Facial axis (°)	86.9	90.5	88.2	88.1
Mandibular length (mm)	128.2	99.0	98.5	100.6
Pog to N⊥FH (mm)	-1.8	-4.7	-7.0	-6.4
U1 to FH plane (°)	116.0	105.8	107.7	106.5
IMPA (°)	94.4	85	71.8	76.7
U1 to A-Pog (mm)	8.0	0.5	3.5	2.5
L1 to A-Pog (mm)	3.0	3.7	-1.7	-0.7
Overbite (mm)	2.3	5.6	4.7	3.9
Overjet (mm)	3.2	-2.0	6.2	4.1
Upper lip E-plane (mm)	1.0	2.2	3.8	3.4
Lower lip E-plane (mm)	2.1	0.8	0.2	-0.6

2. 치료계획

아직 최대성장기가 지나지 않았으며 상악 열성장에 따른 전두개저에 대한 상하악골의 전후방적인 부조화를 개선하기 위해 bonded RPE를 포함한 faceamask 사용하여 상악을 견인하기로 계획하였다. 또한 모형 상에서 I 급 구치 교합으로 형성하였을 때, 상악궁이 좁은 상하악 폭경 부조화를 보였으므로, 상악 구개를 확장하기로 하였다. 이후 상악의 공간 및 골격 성장양상을 재평가하기로 하였다.

3. 치료경과

먼저 상악에 구치부를 레진상으로 덮는 bonded RPE를 제작하여 facemask 사용을 위한 고정원을 부여하였다. 상악 유견치에서 제 1대구치까지 교합면을 레진상으로 덮었으며, facemask를 위한 protraction hook은 측절치와 견치 사이에 위치하도록 하였다. 레진상의 높이는 전치부에서 절단교합~개방 교합 정도로 구성교합을 채득하여, 상악골 전방 견인시에 교합 간섭이 발생하지 않는 높이로 설정하였다. 상악골 견인에는 편측당 200gm(1/4inch, 6oz)의 힘을 2주 적용 후, 편측당 300gm으로 증가하여 적용하였다. 구개 확장은 느린 확장을 시행하였으며, 2일에 1번 screw를 활성화시켰다(0.25mm/turn). 상악골 전방 견인은 하루 10~12시간 facemask를 착용하여 시행하였으며, 구개 확장은 2개월간 시행하여, 충분한 협측 수평 피개가 확보되도록 하였다(표 1, 그림 3).

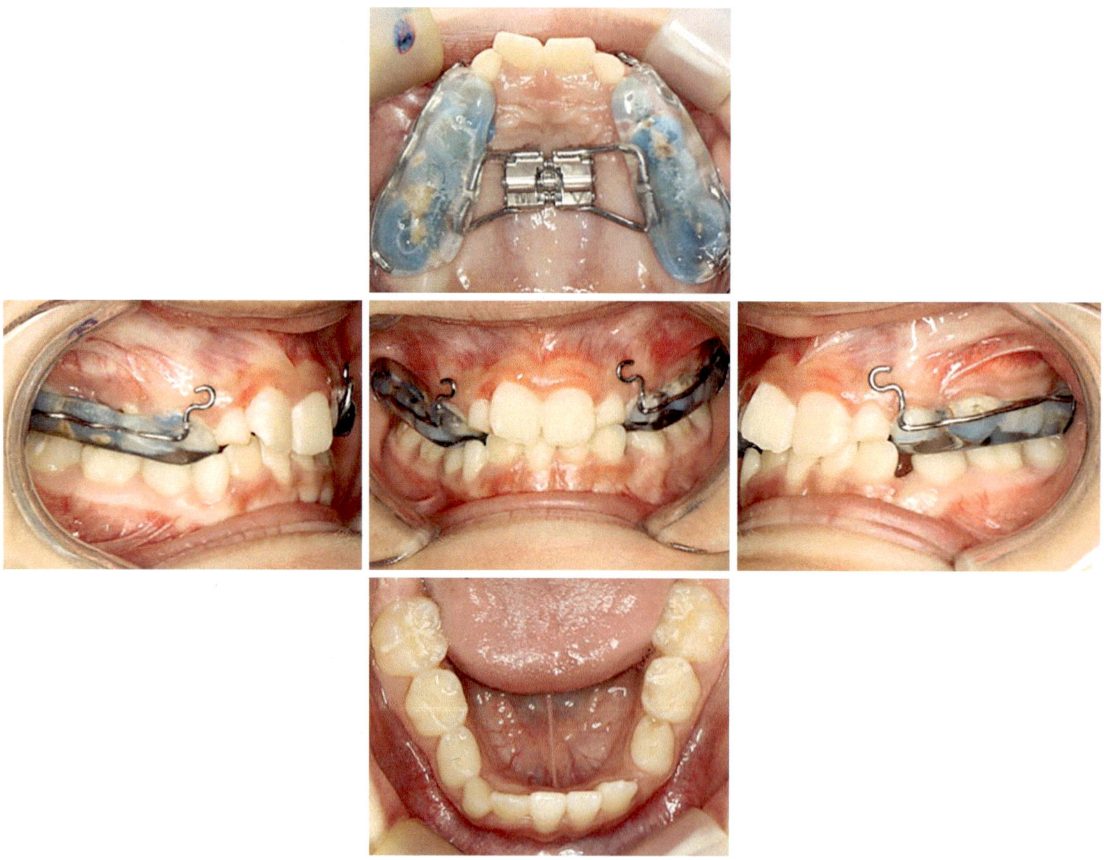

그림 3. 치료 중 구내사진

4. 치료 결과

총 7개월의 Facemask 사용하였으며, 치료 종결하고 촬영한 방사선사진에서 SNA는 80.3°에서 78.5°로 증가하고 SNB는 79.5°로 감소하였다. ANB는 -1.5°에서 1.8°로 개선되었다. 상악골의 견인에 따른 성장과 함께 전치부 반대교합의 해소로 수평피개 및 수직피개는 정상 범주로 나타났으며, 치료 과정 중 상악 전치는 전방위치 및 순측 경사가 나타났고(U1 to A-Pog 3.5mm, U1 to FH 107.7°) 하악 전치는 후방위치 및 설측 경사 나타났다. (L1 to A-Pog -1.7mm, IMPA 71.8°) 구개 확장으로 협측 수평 피개 또한 양호하다(표 1, 그림 4, 5, 6). 1년 뒤 촬영한 방사선사진에서 SNA, SNB, ANB의 변화는 크지 않으며, 전치 수평피개 및 수직피개 역시 양호하게 유지되었다. 하악 전치는 치료 종료 때보다 다소 순측 경사되었다(IMPA 76.7°)(그림 4, 5, 6, 7).

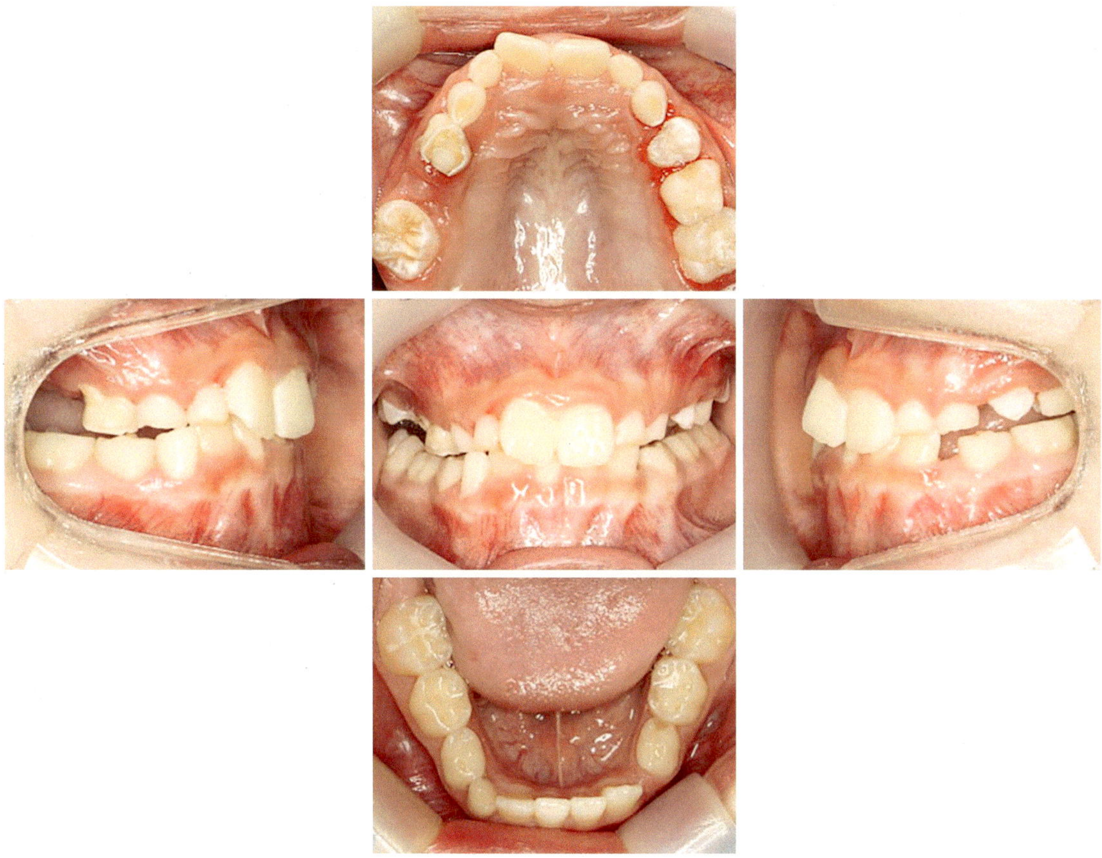

그림 4. **치료 후 구내사진**

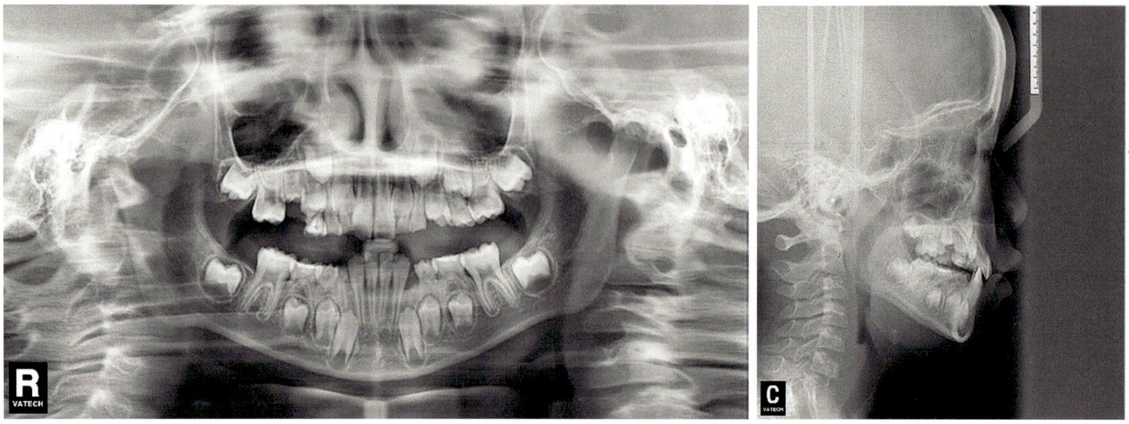

그림 5. 치료 종료 후 파노라마 방사선 및 측면 두부규격 방사선 사진

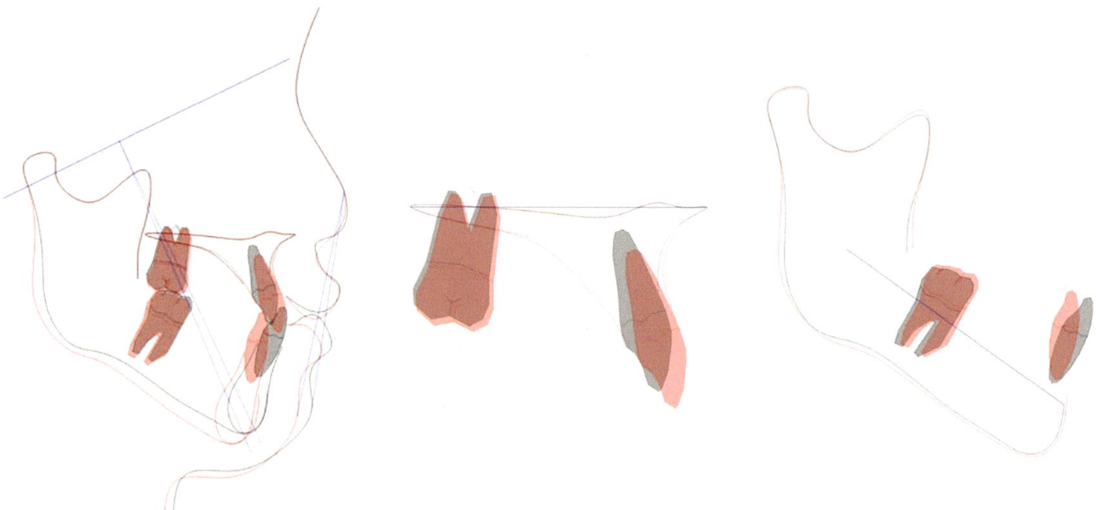

그림 6. 치료 전(검은색) 및 치료 후(빨간색) 두부계측 추적의 중첩

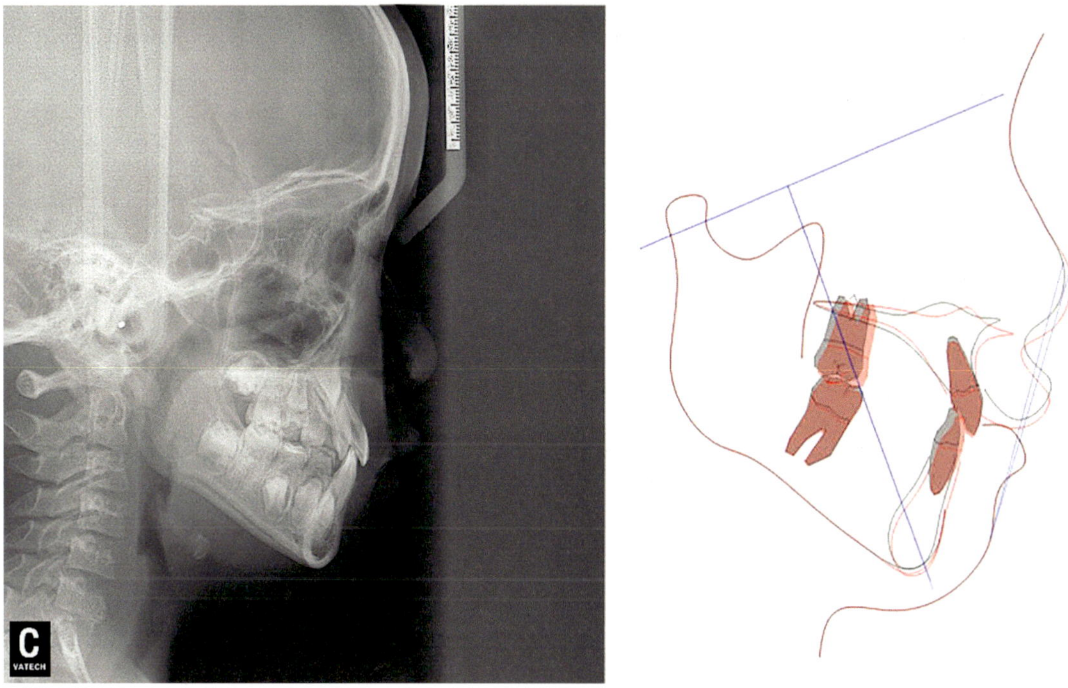

그림 7. 9개월 경과 관찰 두부계측 사진 및 치료 후(검은색)와 경과 관찰(빨간색)의 추적 중첩

증례 2. 전치부 반대교합을 가진 골격성 Ⅲ급 성장기 환자에서 bonded RPE를 이용한 상악 견인 치험례

1. 진단

8세 3개월 남자 환자로 "아래턱이 나오고, 반대교합이 있다"는 주소로 내원하였다. 특별한 전신 질환이나 치과 병력은 관찰되지 않았고, 하악 전돌 및 전치부 반대교합 가족력 존재했다. 안면비대칭은 없었고, 상악골이 후퇴되어 오목한 측모를 보였다. 구내 소견으로는 상악 중절치 설측 경사, 하악 전치부의 치간 공간, Ⅰ급 구치관계 및 전치부 반대교합을 보였다. 혼합치열기 분석 상 영구치 맹출 시 상악 맹출공간 부족으로 예상되었다(그림 1, 2).

측면 두부방사선계측사진 분석에서 AFH 104.6mm, PFH 73.8mm, PFH/AFH 70.5로 전안모고경이 후안모고경에 비해 짧은 수직적 부조화(hypodivergent skeletal pattern) 존재하고, SNA 77.7°, ANB -2.4°로 상악골이 후퇴된 골격성 Ⅲ급 부정교합 경향을 보였다. 상악 전치는 설측 경사되고(U1 to FH 104.4°), 상악골 열성장으로 인해 심미선(esthetic line)에 대한 상순의 위치가 1.3mm 후방으로 후퇴되었다(표 1).

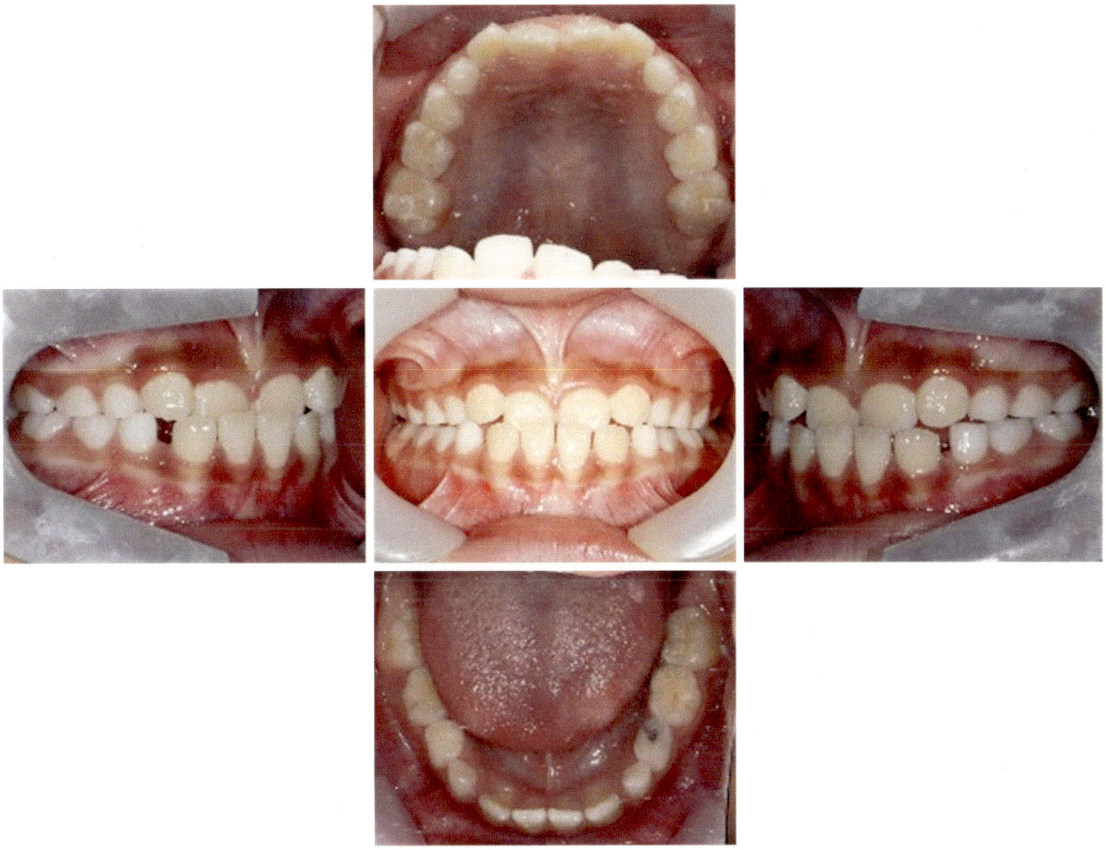

그림 1. 초진 시 구내사진

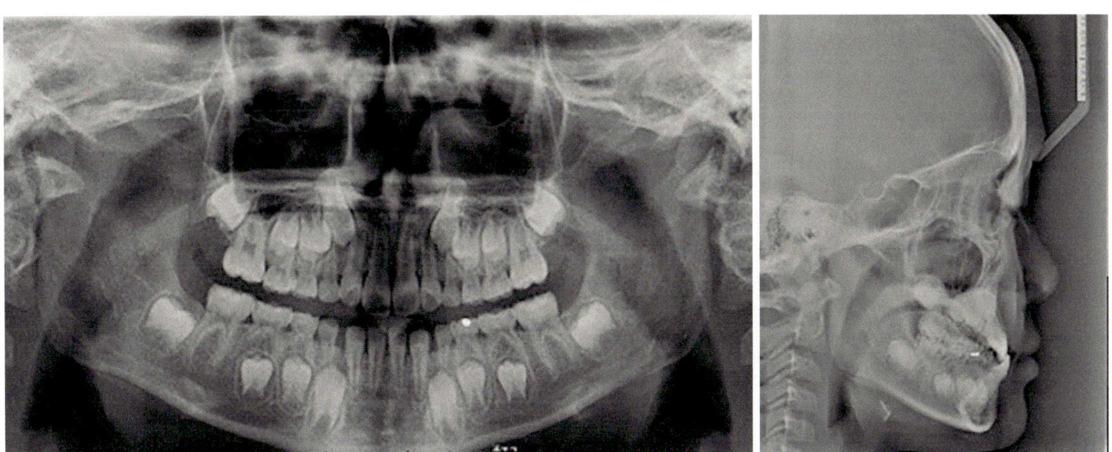

그림 2. 초진 시 파노라마 방사선 및 측면 두부규격 방사선 사진

표 1. 치료 전후의 두부 계측학적 측정치의 비교

	Norm	Pretreatment (8세 3개월)	Posttreatment (8세 11개월)
SNA (°)	82.0	77.7	78.9
SNB (°)	80.0	80.1	78.9
ANB (°)	2.0	-2.4	0.1
Mn. plane angle to SN (°)	34.7	27.3	27.7
Gonial angle (°)	126.0	116.0	116.6
Facial axis (°)	86.9	89.4	85.8
Mandibular length (mm)	128.2	101.9	103.9
Pog to N⊥FH (mm)	-1.8	-3.0	-7.0
U1 to FH plane (°)	116.0	104.4	111.2
IMPA (°)	94.4	92.7	87.3
U1 to A-Pog (mm)	8.0	1.6	6.0
L1 to A-Pog (mm)	3.0	4.3	1.1
Overbite (mm)	2.3	3.2	3.8
Overjet (mm)	3.2	-1.8	5.8
Upper lip E-plane (mm)	1.0	-1.3	1.1
Lower lip E-plane (mm)	2.1	0.7	0.6

2. 치료계획

치료 목표는 전두개저에 대한 상하악골의 전후방적인 부조화를 개선하고자 후퇴된 상악골 성장을 유도하고, 전치부 반대교합을 없애는 것이다. 이를 위해 bonded RPE를 이용한 고정원과 함께 facemask 사용하여 상악을 전방 견인하고, 상악골의 성장 양상을 경과관찰하기로 하였다.

3. 치료경과

Bonded-RPE 부착 당일 편측당 150~200g(5/16 inch 6 oz)의 힘으로 상악 견인 시작하였다. 하루 14시간 이상 장치 사용하도록 했으며, 이후 한 달 간격으로 경과관찰 하면서 견인력 증가하기로 하였다. 견인 3개월 후 편측당 250g(4/16 inch 6 oz)으로 증량하였고(그림 3), 견인 7개월째 반대교합 개선된 상태로 유지되어 bonded RPE 제거 및 견인 중단 결정하였다. 장치 중단 3개월 후 방문 시에도 반대교합 개선 상태 유지되었고, 구치부 교합 회복된 것을 확인하였다.

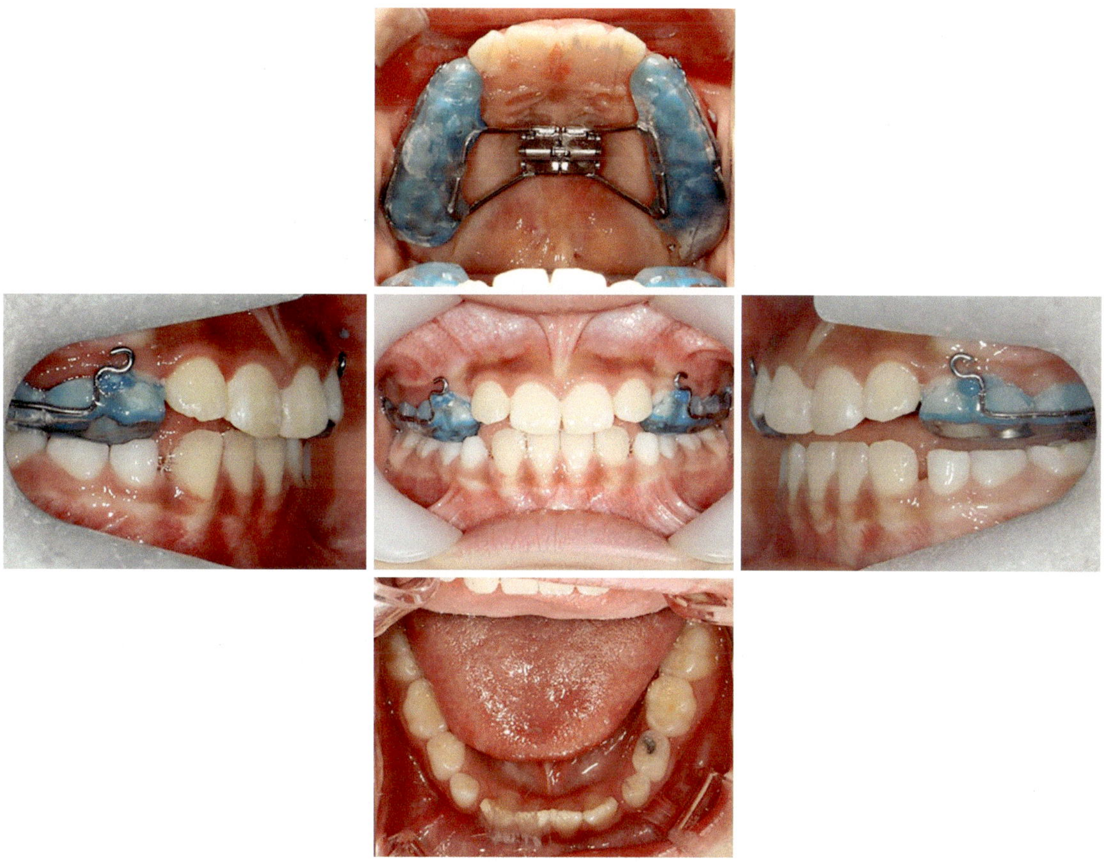

그림 3. **치료 3개월 후 구내사진**

4. 치료 결과

7개월 간의 bonded RPE 고정원을 사용한 상악골 전방 견인 시행을 통해 측면 두부방사선계측 사진 분석 상 SNA는 77.7°에서 79.0°로 증가하고, ANB 또한 -2.4°에서 0.1°로 증가하였다. 상악 전치 순측 경사도는 U1 to FH 104.4°에서 111.2°로 개선되었으며, 동시에 전치부 반대교합 해소되었다(표 1, 그림 4, 5).

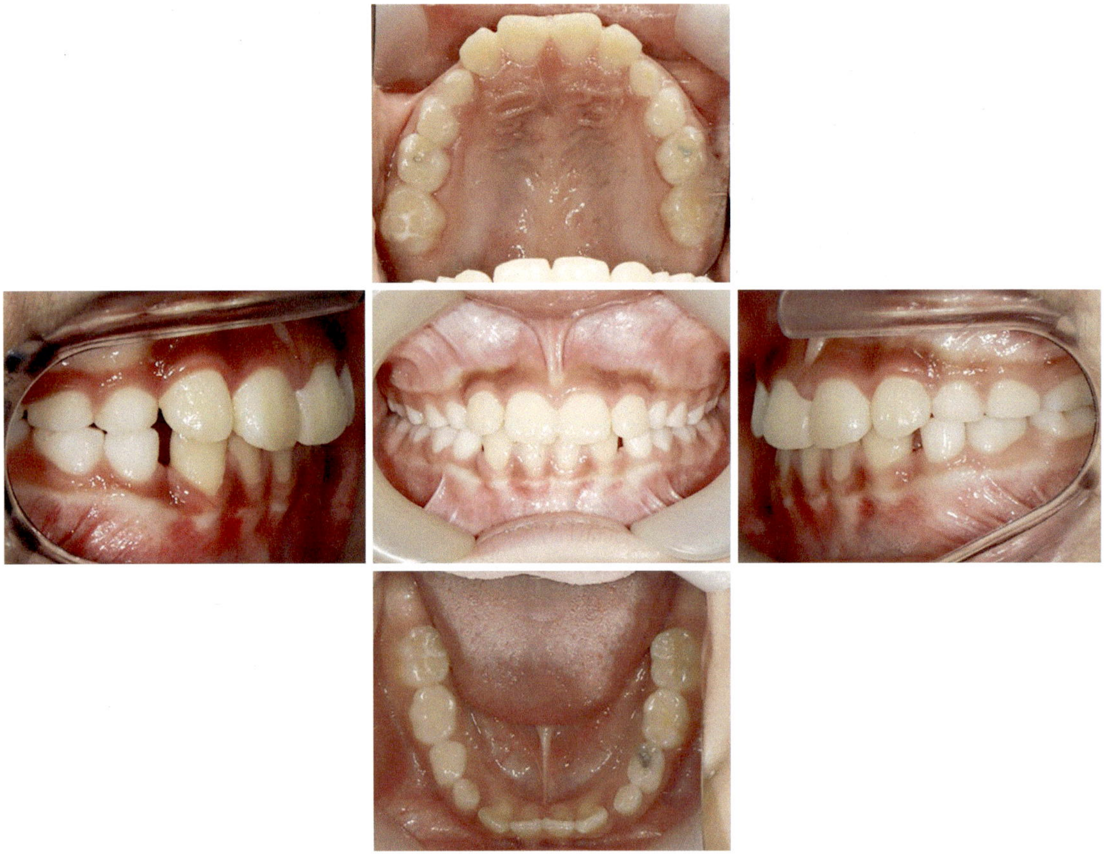

그림 4. **치료 후 구내사진**

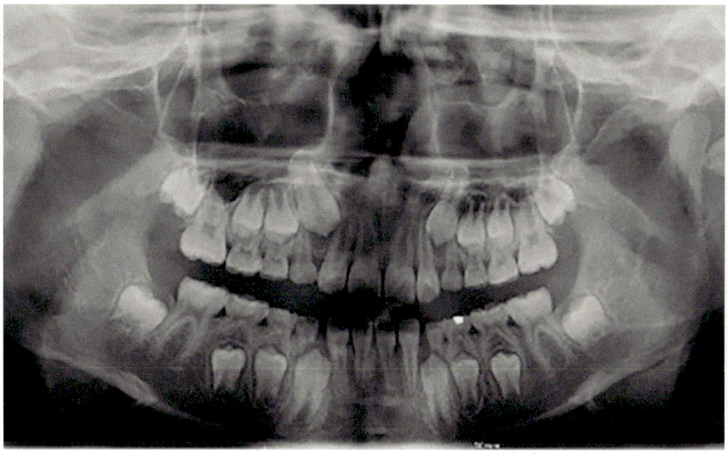

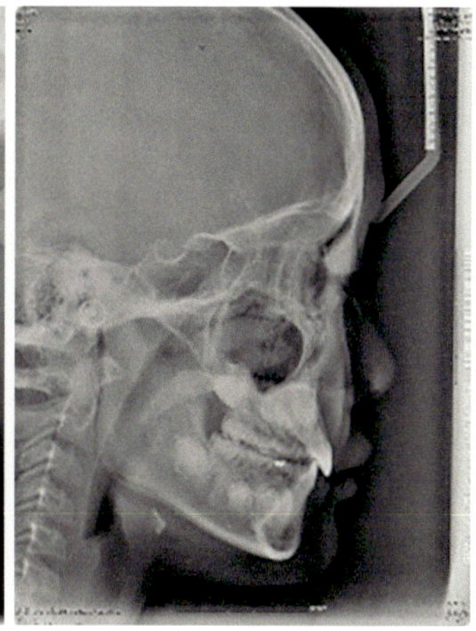

그림 5. 치료 후 파노라마 방사선 및 측면 두부규격 방사선 사진

증례 3. 절단교합을 가진 골격성 III급 성장기 환자에서 MARPE를 이용한 상악 확장과 견인을 시행하여 안모개선을 이룬 증례

1. 진단

10세 10개월 남자 환자로 "아래턱이 나왔다"는 주소로 내원하였다. 특별한 전신질환이나 치과 병력은 없었다. 하악 정중선 좌측 편위, 상악 전치 설측 경사, 상하악 폭경부조화를 동반한 구치부 Ⅲ급 교합 및 전치부 절단교합 상태이다(overbite -0.2mm, overjet -0.2mm).

측면 두부방사선계측사진 분석에서 AFH 110.5mm, PFH 77.0mm, PFH/AFH 69.7로 전안모고경이 후안모고경에 비해 짧은 수직적 부조화(hypodivergent skeletal pattern) 존재하고, SNA 76.8°, ANB -1.8°로 전두개저에 대해 상악골이 후퇴된 골격성 Ⅲ급 부정교합 경향을 보였다. 상악 전치는 설측 경사되고(U1 to FH 113.9°), 상악골 열성장으로 인해 심미선(esthetic line)에 대한 상순의 위치가 1.7mm 후방으로 후퇴되었다(표 1, 그림 1, 2).

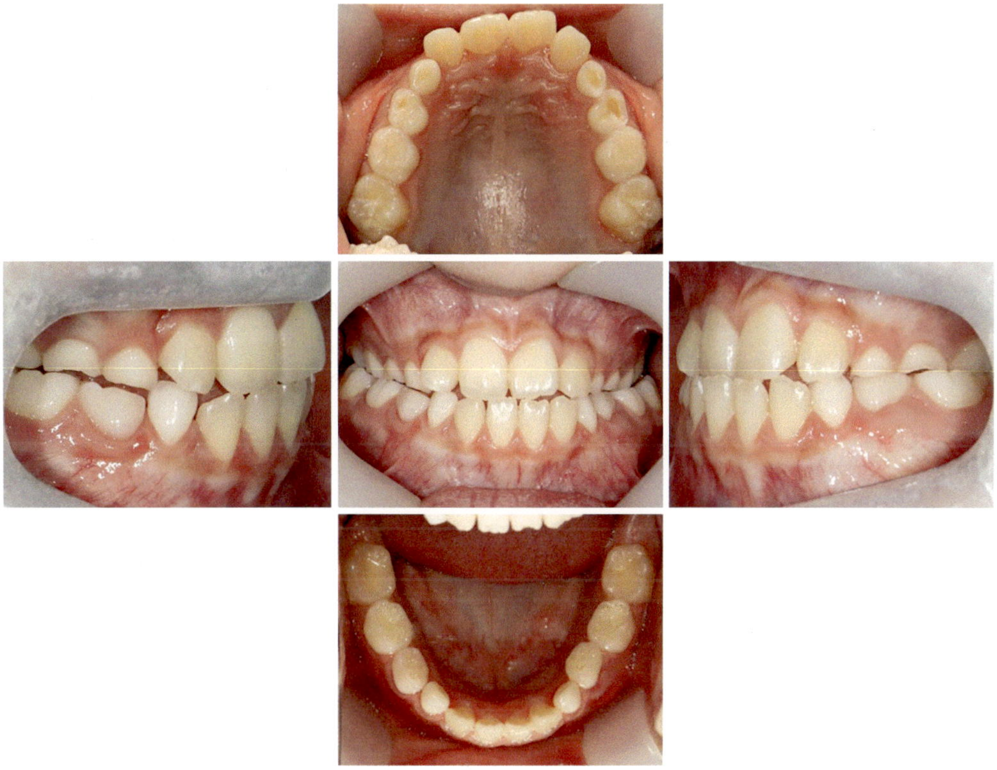

그림 1. 초진 시 구내사진

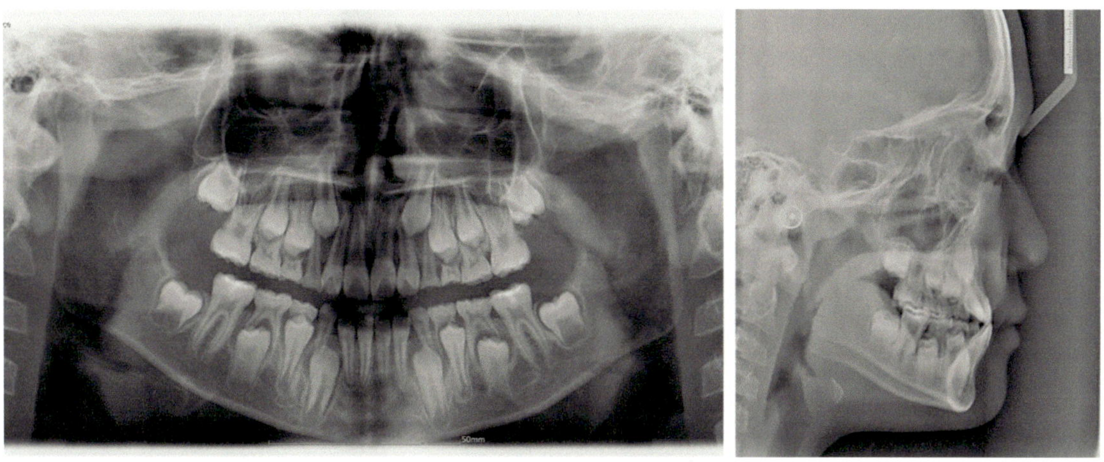

그림 2. 초진 시 파노라마 방사선 및 측면 두부규격 방사선 사진

표 1. 치료 전후의 두부 계측학적 측정치의 비교

	Norm	Pretreatment (10세 10개월)	Mid-treatment (11세 6개월)	Posttreatment (11세 11개월)
SNA (°)	82.0	76.8	78.4	77.8
SNB (°)	80.0	78.5	78.7	78.1
ANB (°)	2.0	-1.8	-0.2	-0.4
Mn. plane angle to SN (°)	34.7	28.0	29.8	29.8
Gonial angle (°)	126.0	116.9	118.3	118.0
Facial axis (°)	86.9	89.5	87.4	87.1
Mandibular length (mm)	128.2	107.0	110.4	109.6
Pog to N⊥FH (mm)	-1.8	-9.3	-7.0	-9.1
U1 to FH plane (°)	116.0	113.9	114.9	119.1
IMPA (°)	94.4	91.2	87.1	87.8
U1 to A-Pog (mm)	8.0	4.1	5.6	6.9
L1 to A-Pog (mm)	3.0	4.3	1.5	1.9
Overbite (mm)	2.3	-0.2	2.8	2.1
Overjet (mm)	3.2	-0.2	4.6	5.4
Upper lip E-plane (mm)	1.0	-1.7	0.6	1.8
Lower lip E-plane (mm)	2.1	-0.2	-0.2	0.0

2. 치료계획

전두개저에 대한 상하악골의 전후방적인 부조화 및 폭경 부조화를 개선하기 위해 MARPE를 이용하여 상악 확장하고, 이후 MARPE를 고정원으로 한 facemask를 사용하여 상악을 견인하였다. 하악 정중선 좌측 편위는 수용하기로 하고, 상악 확장 및 견인을 통해 구치부 Ⅲ급 교합 및 전치부 절단교합 해소하기로 하였다.

3. 치료경과

먼저 2개월 간 MARPE를 통한 상악 6mm 확장 시행하고, 이후 MARPE를 고정원으로 facemask 사용하여 편측당 200g(5/16 inch 6 oz)으로 상악 견인 시작하였다. 하루 14시간 이상 장치 사용하도록 했으며, 이후 한 달 간격으로 경과관찰 하면서 견인력 증가하기로 하였다. 견인 3개월째 양호한 수평피개(overjet) 형성되어 절단교합 해소되었고, 5개월째에 편측당 230g(1/4 inch 6 oz)으로 견인력 증량하였다. 견인 6개월째에 절단교합 개선된 상태로 유지되어 MARPE 제거 및 견인 중단하였다(그림 3, 4).

Facemask 견인 3개월째의 측면 두부방사선계측사진 분석 상 SNA는 76.8°에서 78.4°로 증가하고, ANB는 -1.8°에서 -0.2°로 증가하여 전두개저에 대한 상악골의 전후방적 부조화가 해소되었다. 상악 전치 순측 경사도는 U1 to FH 113.9°에서 114.9°로 다소 증가하였으며, 상악골 확장 및 견인과 함께 심미선에 대한 상순의 돌출도는 -1.7mm에서 +0.6mm로 증가하여, 오목한 안모에서 볼록한 안모로 변화하면서 심미성이 크게 개선되었다(표 1).

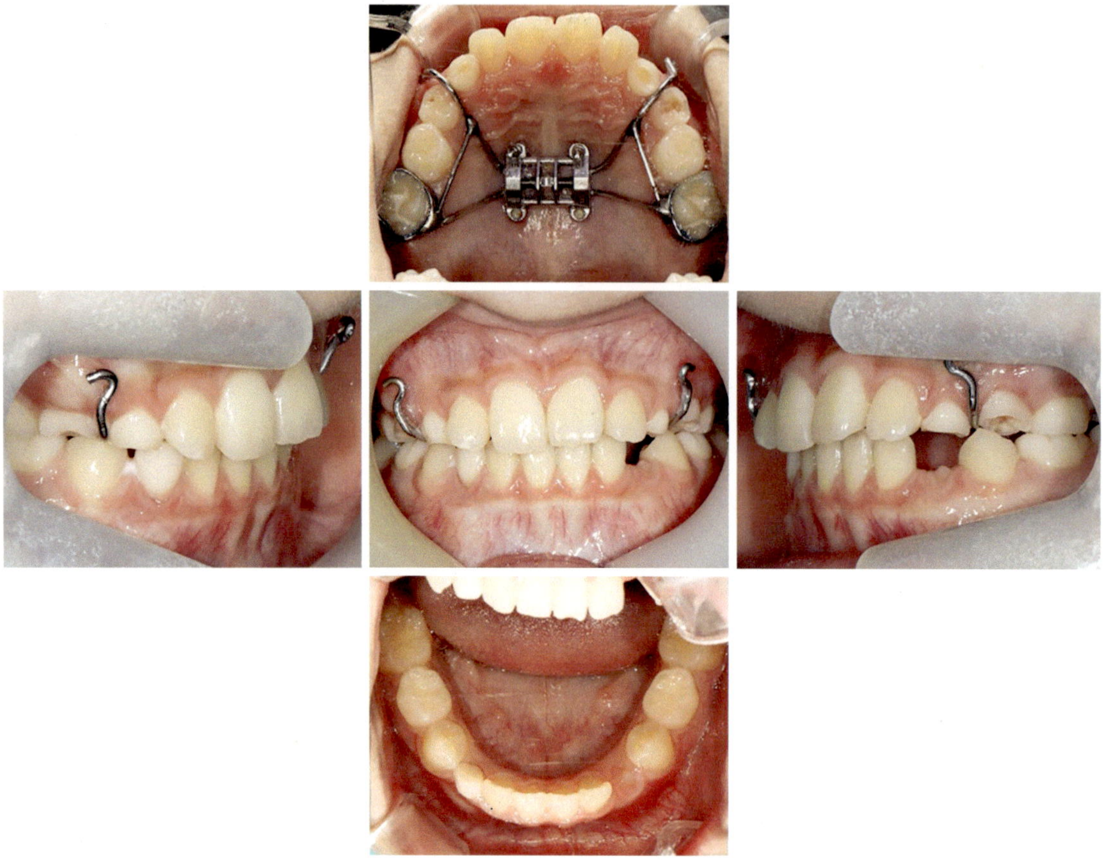

그림 3. 견인 3개월 후 구내사진

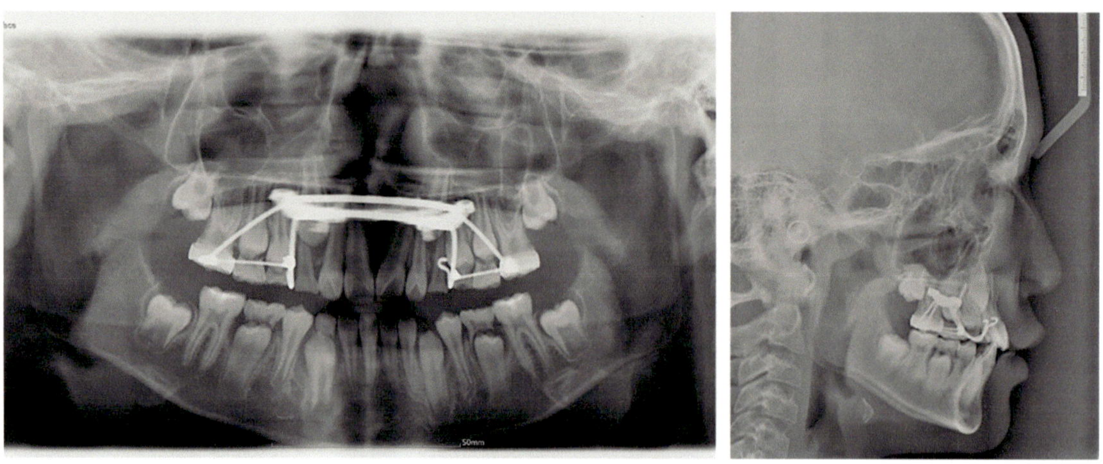

그림 4. 견인 3개월 후 파노라마 방사선 및 측면 두부규격 방사선 사진

4. 치료 결과

견인 3개월째에 다소 증가하였으나 해소되지 않은 상악 전치 경사도는 견인 6개월째에 U1 to FH 114.9°에서 119.1°로 변화하면서 해소되었다. 아쉽게도 견인 3개월째에 76.8°에서 78.4°로 변화되었던 SNA는 다시 77.8°로 감소하여, 해소되었던 상악골의 전후방적 부조화가 다소 재발된 양상을 보였다. 그러나 overbite +2.1mm, overjet +5.4mm로 여전히 안정된 교합 상태를 유지하였다.

총 2개월 간의 MARPE를 통한 상악 확장과 6개월 간의 facemask를 사용한 상악골 전방 견인을 통해 측면 두부방사선계측사진 분석 상 SNA는 76.8°에서 77.8°로 증가하고, ANB는 -1.8°에서 -0.4°로 상당량 증가하였다. 상악 전치 순측 경사도는 U1 to FH 113.9°에서 119.1°로 증가하면서 전치부 절단교합 해소되었다. 동시에 하악 전치 경사도는 IMPA 91.2°에서 87.8°로 다소 설측 경사되었다. 상악골 성장과 함께 심미선에 대한 상순의 돌출도는 -1.7mm에서 +1.8mm로 증가하여, 오목한 안모에서 볼록한 안모로 변화하면서 심미성이 개선되었다(표 1, 그림 5, 6).

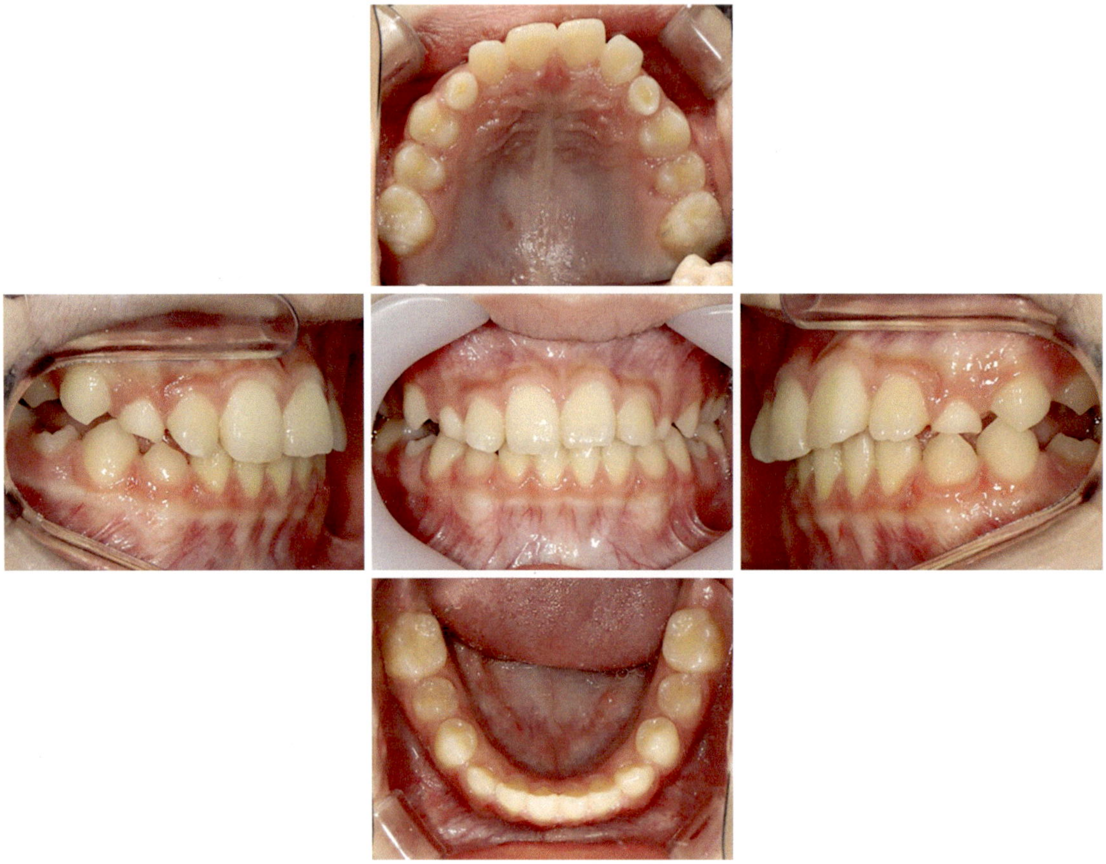

그림 5. 치료 후 구내사진

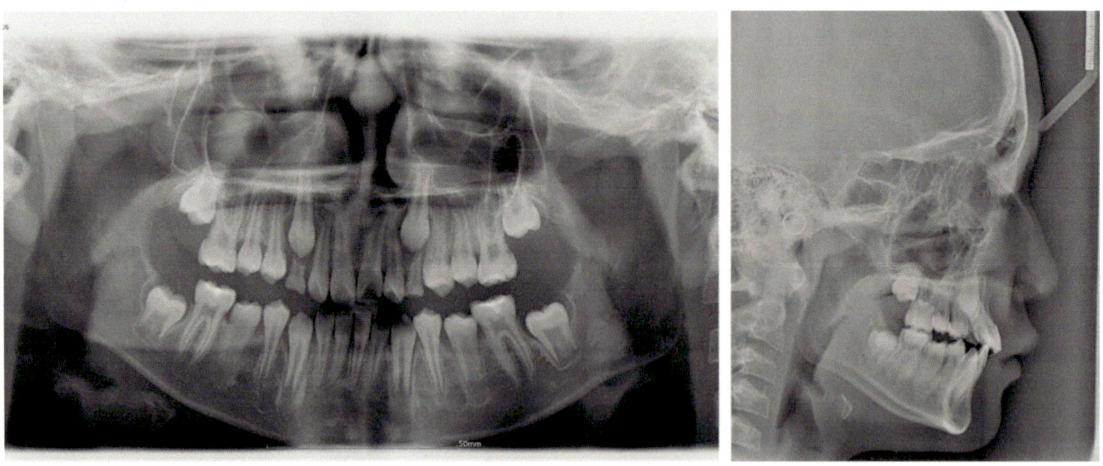

그림 6. 치료 후 파노라마 방사선 및 측면 두부규격 방사선 사진

증례 4. Bonded MAPRE를 이용한 골격성 Ⅲ급 부정교합 환자의 facemask 치험례

1. 진단

8세 5개월 남자 환자로 "반대로 물려요"라는 주소로 내원하였다. 구내소견으로는 전치부 반대교합 및 하악 전치의 정출이 관찰된다. 구외소견으로는 안면 비대칭은 없으며 상악은 후방위, 하악은 전방위 되어 오목한 측모를 보였다(그림 1, 2).

측면 두부방사선계측사진 분석에서 SNA 79.0°, SNB 81.5°, ANB -2.4°로 상악골이 후방위, 하악이 전방위 된 골격성 Ⅲ급 부정교합 경향을 보였다. 전두개저에 대한 상하악골의 전후방적인 부조화를 개선하기 위해 Modified MARPE(Bonded MARPE)를 이용한 골성 고정원과 함께 facemask 사용하여 상악을 견인 계획하였다. 또한 성장 관찰 중 2차 교정 가능성 및 성장 완료 후 악교정 수술 가능성을 설명하였다(표 1).

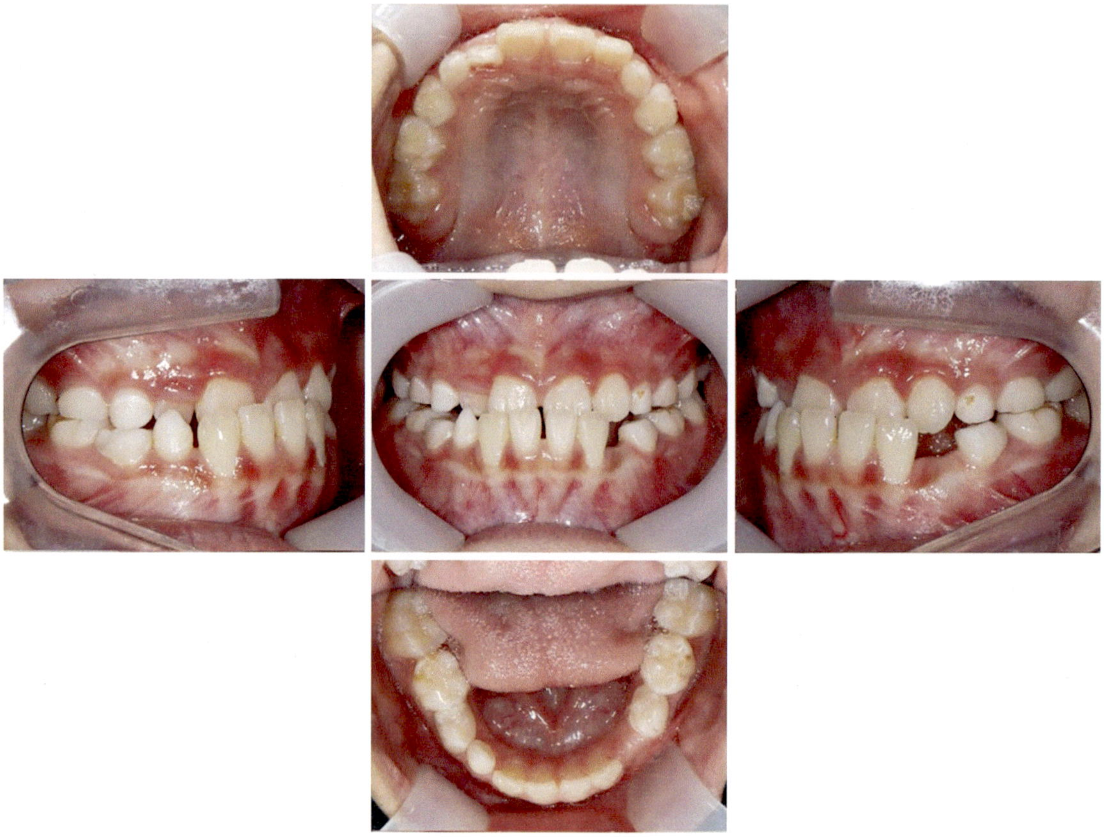

그림 1. 초진 시 구내사진

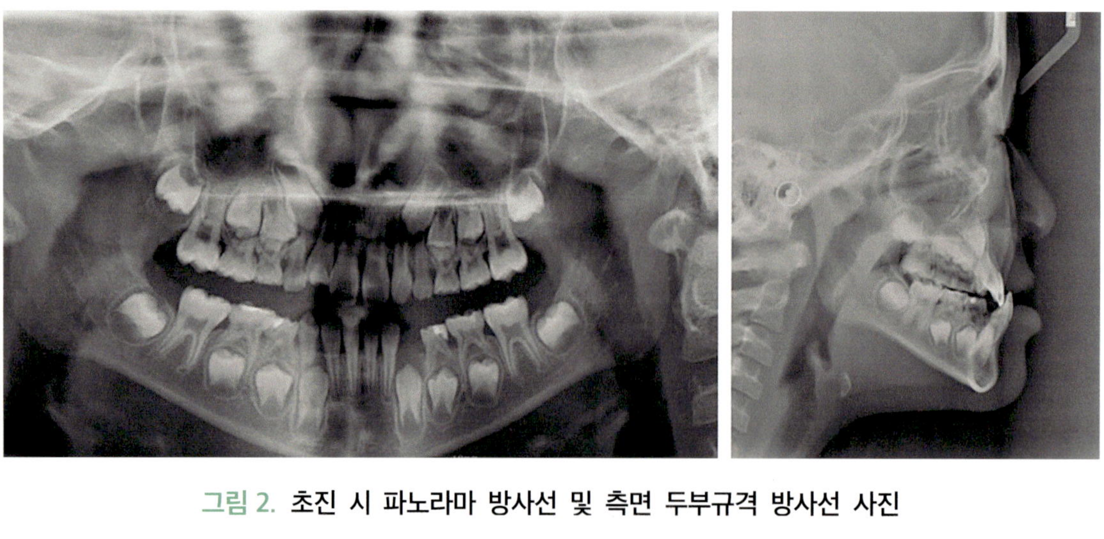

그림 2. 초진 시 파노라마 방사선 및 측면 두부규격 방사선 사진

표 1. **치료 전후의 두부 계측학적 측정치의 비교**

	Norm	Pretreatment (8세 5개월)	Posttreatment (9세 1개월)
SNA (°)	82.0	79.0	82.6
SNB (°)	80.0	81.5	81.1
ANB (°)	2.0	-2.4	1.5
Mn. plane angle to SN (°)	34.7	35.7	33.0
Gonial angle (°)	126.0	125.3	120.1
Facial axis (°)	86.9	87.7	87.4
Mandibular length (mm)	128.2	99.4	101.7
Pog to N⊥FH (mm)	-1.8	-6.0	-12.5
U1 to FH plane (°)	116.0	106.8	111.1
IMPA (°)	94.4	83.0	80.8
U1 to A-Pog (mm)	8.0	1.9	6.0
L1 to A-Pog (mm)	3.0	5.6	1.2
Overbite (mm)	2.3	6.1	3.7
Overjet (mm)	3.2	-1.6	5.5
Upper lip E-plane (mm)	1.0	-2.9	1.3
Lower lip E-plane (mm)	2.1	2.8	1.8

2. 치료계획

치료 목표는 1차적인 성장 조절을 통한 상하악골 관계 및 반대교합 개선이다. 이를 위해, Bonded MARPE를 고정원으로 하고 facemask를 사용하여 상악골의 전방성장 및 상악골 전방위에 따른 안모 개선을 도모하였다. 추후 성장관찰하여 하악골이 지속적으로 성장 시, 성장 완료 후 악교정 수술 가능성도 설명하였다.

3. 치료경과

Facemask 사용을 위한 강력한 고정원으로 bonded MARPE를 제작하였다. 상악의 순수한 확장은 필요로 하지 않아 MARPE를 이용한 확장은 시행하지 않고 고정원으로만 사용하였다. 초반 3주 동안 1/4 inch 6 oz elastic을 사용하여 약 200gm의 힘으로 견인하였다. 3주 후, 3/8 inch 5 oz elastic을 양측에 두개씩 사용하여 약 300gm의 힘으로 변경하여 견인 지속하였다. 5주 후, 반대교합 개선되는 양상 관찰되어 1/4 inch 6 oz elastic의 약 200gm 힘으로 줄여 사용하였다. 2달 후 확인 시, 안모 개선 및 반대교합 완전하게 개선되어 2달 후 장치 제거 계획하고 같은 elastic으로 지속하였다(그림 3).

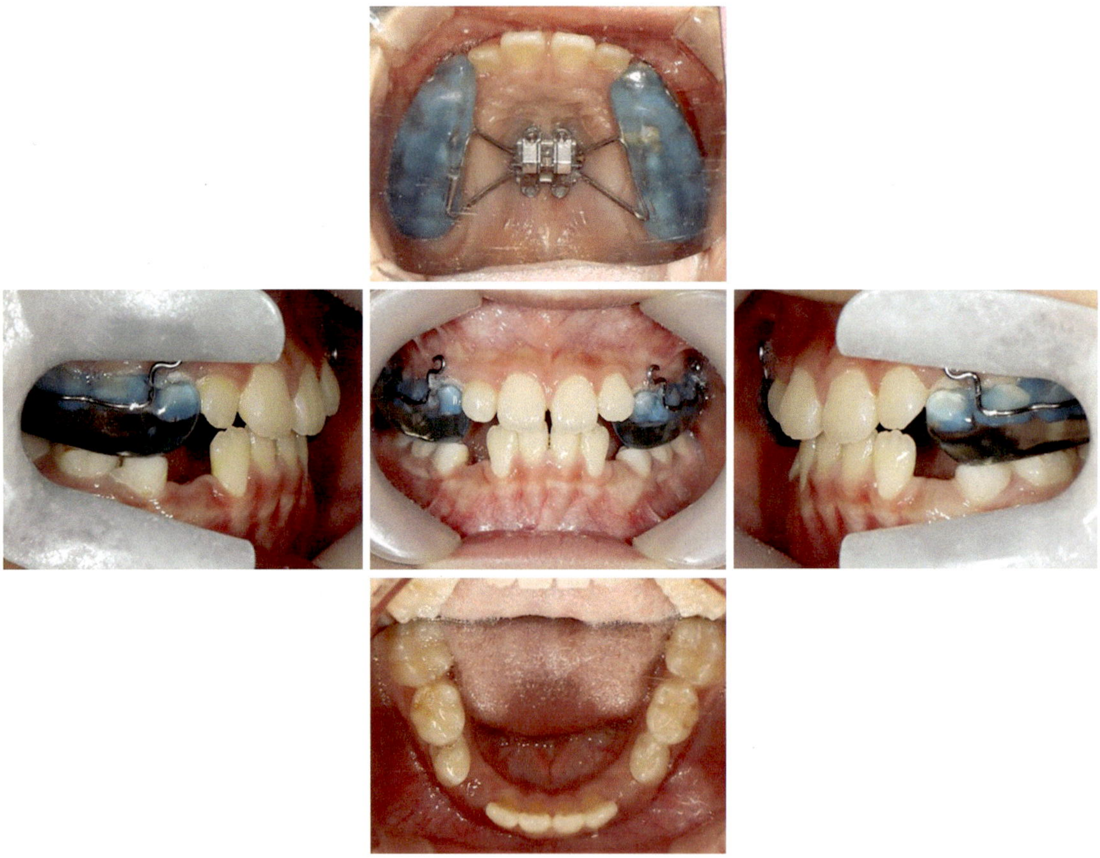

그림 3. **치료 5개월 후 구내사진**

4. 치료 결과

상악골을 전방위치로 유도하여 전치부 반대교합을 정상화시키기 위하여 Bonded MARPE를 고정원으로 하여 facemask 사용하였다. 전두개저에 대하여 상악골은 전방 성장하였고, 하악골은 전치부 반대교합 개선에 따라 시계 방향의 성장이 관찰되었다. 하악 전치의 하악 평면에 대한 각도는 83°에서 81°로 더 감소하여 설측 경사 경향을 보였다. 구외 소견 상, 상악의 후방위로 인한 오목했던 안모가 하악의 시계방향 성장과 상악의 전방 유도로 인해 정상적인 안모로 변화하였다(표 1, 그림 4, 5).

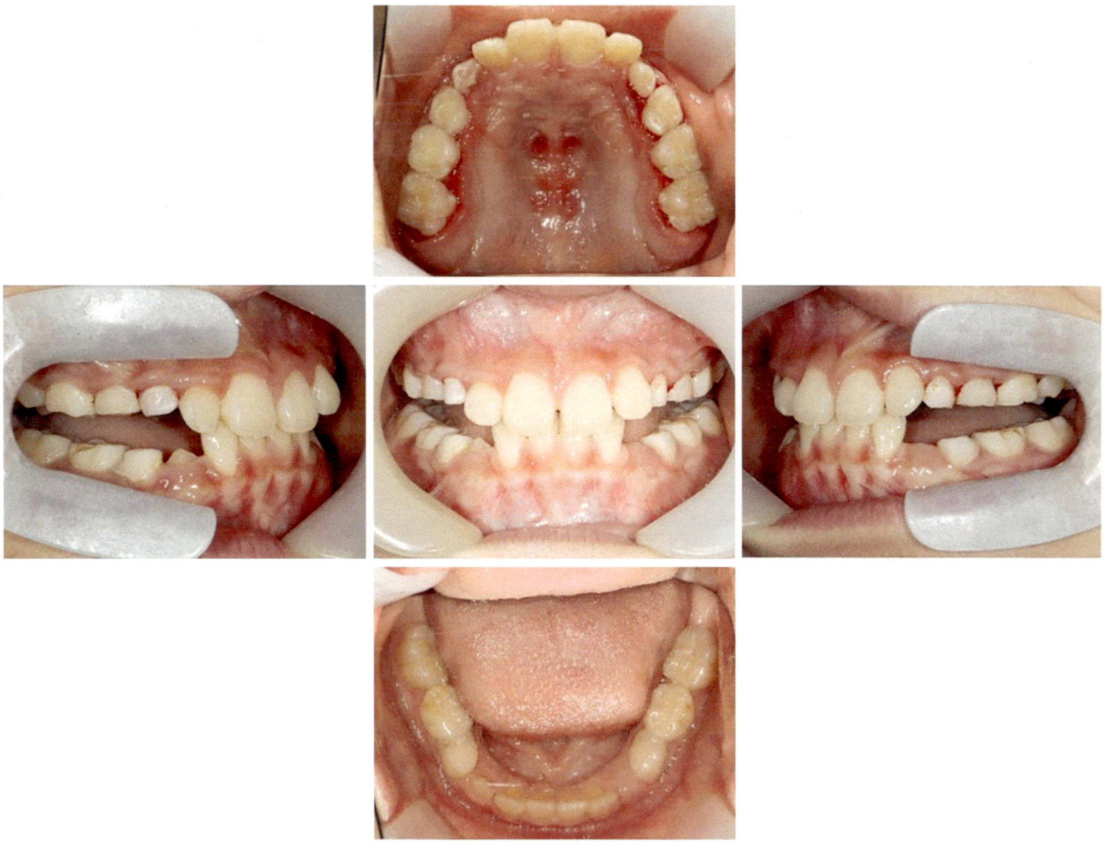

그림 4. **치료 후 구외, 구내사진**

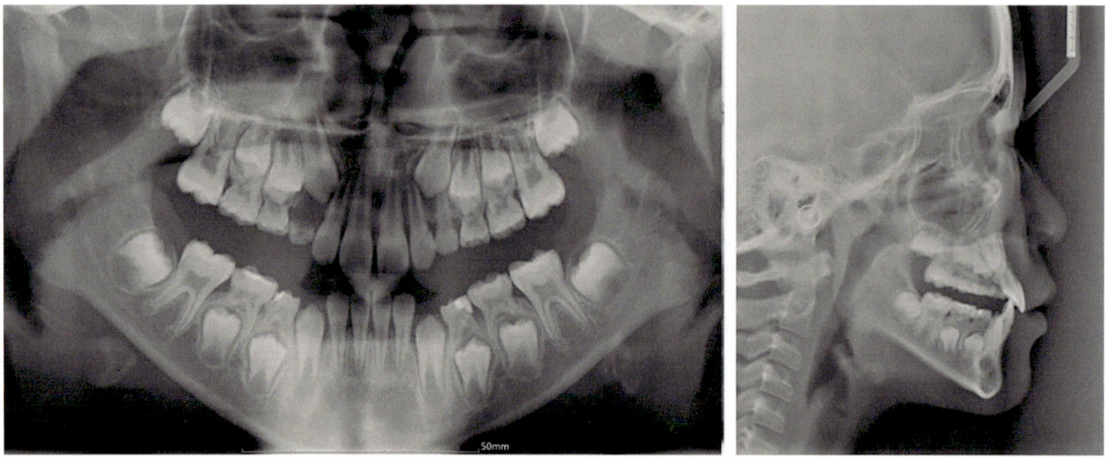

그림 5. 초진 시 파노라마 방사선 및 측면 두부규격 방사선 사진

증례 5. MARPE를 이용한 골격성 Ⅲ급 부정교합 환자의 facemask 치험례

1. 진단

10세 0개월 여자 환자로 "앞니가 반대로 물리는 반대교합이 있어요"라는 주소로 내원하였다. 특별한 전신질환 및 치과병력은 관찰되지 않았다. 전두개저에 대해 상악골이 후방에 위치하는 악골의 전후방적인 부조화 존재하고 전치부 반대교합 및 편평한 중안모 나타난다. 하악 후방위시 절단교합 유도 가능하며 공간 분석상 상하악에서 공간 부족은 예상되지 않는다(그림 1, 2).

측면 두부방사선계측사진 분석에서 SNA 78.1°, SNB 79.5°, ANB -1.4°로 상악골이 후퇴된 골격성 Ⅲ급 부정교합 경향을 보인다. 상악 전치는 후방위치 및 설측 경사 나타나고(U1 to A-Pog 1.8mm, U1 to FH 109.3°) 하악 전치는 전방위치되어 있으며 설측 경사 나타난다(L1 to A-Pog 5.0mm, IMPA 87.9°). 후퇴된 상악골의 관계로 인해 심미선(esthetic line)에 대한 상순의 위치는 -3.0mm 후퇴되어 있고 하순의 위치는 1.1mm 돌출되었다(표 1).

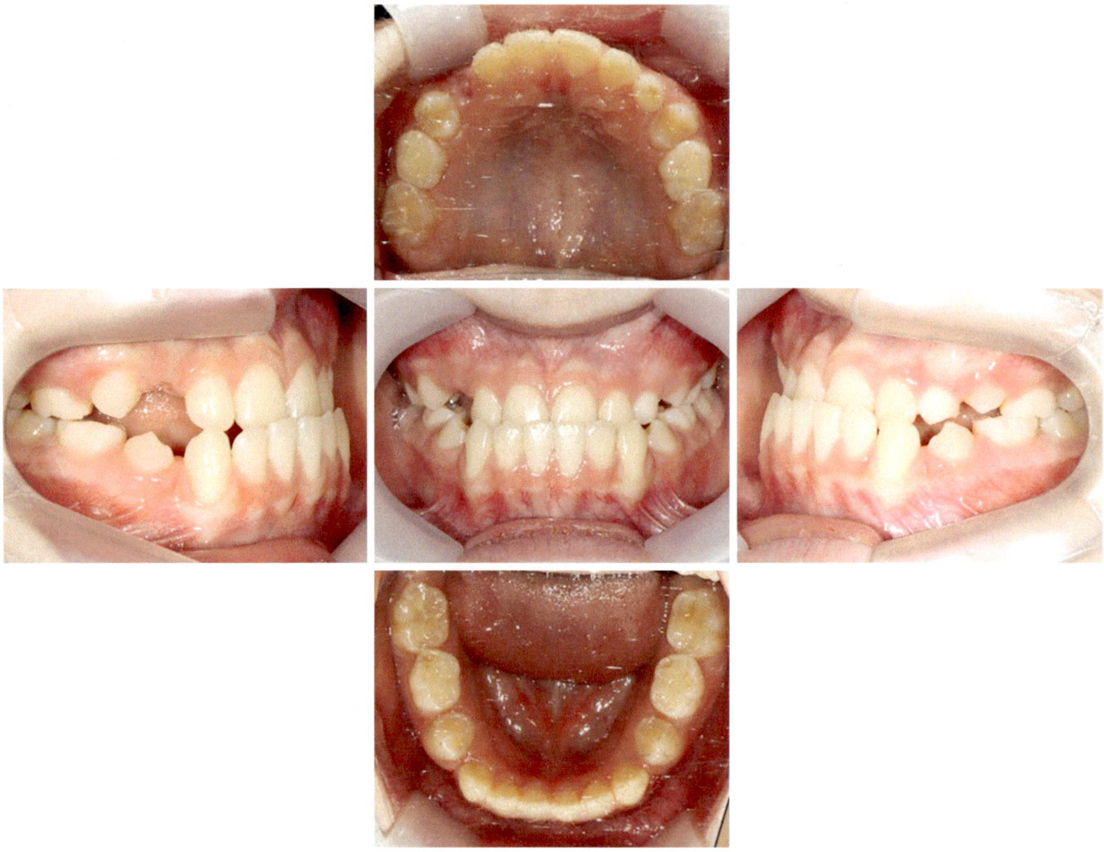

그림 1. 초진 시 구내사진

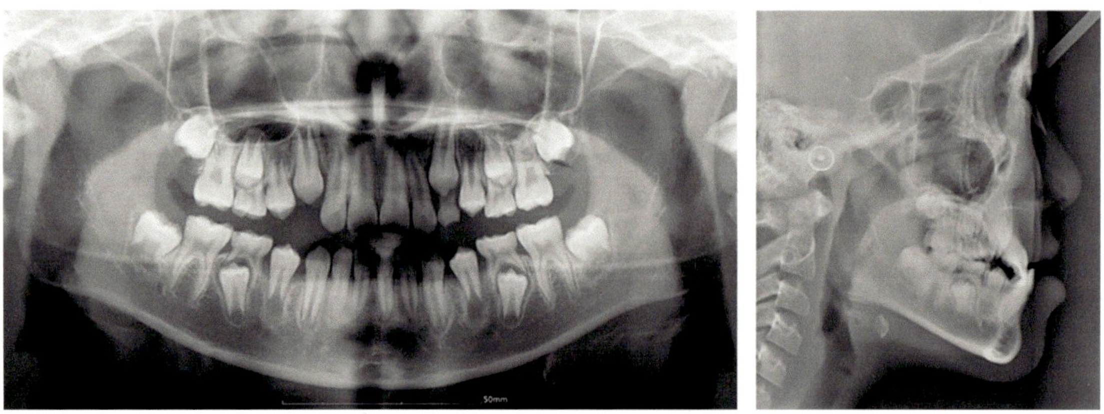

그림 2. 초진 시 파노라마 방사선 및 측면 두부규격 방사선 사진

표 1. **치료 전후의 두부 계측학적 측정치의 비교**

	Norm	Pretreatment (10세 0개월)	Mid-treatment (10세 5개월)	Posttreatment (11세 1개월)
SNA (°)	82.0	78.1	78.8	80.1
SNB (°)	80.0	79.5	78.2	79.9
ANB (°)	2.0	-1.4	0.6	0.2
Mn. plane angle to SN (°)	34.7	33.7	37.2	27.8
Gonial angle (°)	126.0	119.2	122.1	111.6
Facial axis (°)	86.9	87.9	86.0	88.2
Mandibular length (mm)	128.2	105.7	102.3	105.5
Pog to N⊥FH (mm)	-1.8	-1.8	-3.8	-5.6
U1 to FH plane (°)	116.0	109.3	111.7	112.3
IMPA (°)	94.4	87.9	82.9	86.0
U1 to A-Pog (mm)	8.0	1.8	4.1	3.9
L1 to A-Pog (mm)	3.0	5.0	1.6	1.1
Overbite (mm)	2.3	3.2	1.0	2.9
Overjet (mm)	3.2	-2.3	2.8	3.4
Upper lip E-plane (mm)	1.0	-3.0	-0.2	-0.3
Lower lip E-plane (mm)	2.1	1.1	0.5	0.1

2. 치료계획

아직 최대성장기가 지나지 않았으며 상악 열성장에 따른 전두개저에 대한 상하악골의 전후방적인 부조화를 개선하기 위해 MARPE를 이용한 골성 고정원과 함께 facemask 사용하여 상악을 견인하기로 계획하였다. 이후 상악의 공간 및 골격 성장양상을 재평가하기로 하였다.

3. 치료경과

먼저 하악에 bite raising 및 약간의 하악 전치부 설측 경사를 위해 가철성 장치인 후방교합판(posterior bite plate)을 사용하였다. 상악에는 MARPE를 제작하여 facemask 사용을 위한 골성 고정원을 부여하였다. 상악 제 1소구치 및 제 1대구치에 band를 적용하고 facemask를 위한 protraction hook은 측절치와 견치 사이에 위치하도록 하였다. 상악골 견인에는 편측당 280gm (1/4inch, 6oz)의 힘을 적용하였다. 하악의 가철성 장치(posterior bite plate)는 facemask 사용 후 반대교합이 해소되어 사용을 멈추었고 추가적인 견인력 증가없이 facemask를 사용하였다. 해당 기간 동안 영구치 맹출유도를 위해 #55, 63, 65 발거하였고 facemask 중단 후 2개월 차에 MARPE 제거하였다(표 1, 그림 3, 4).

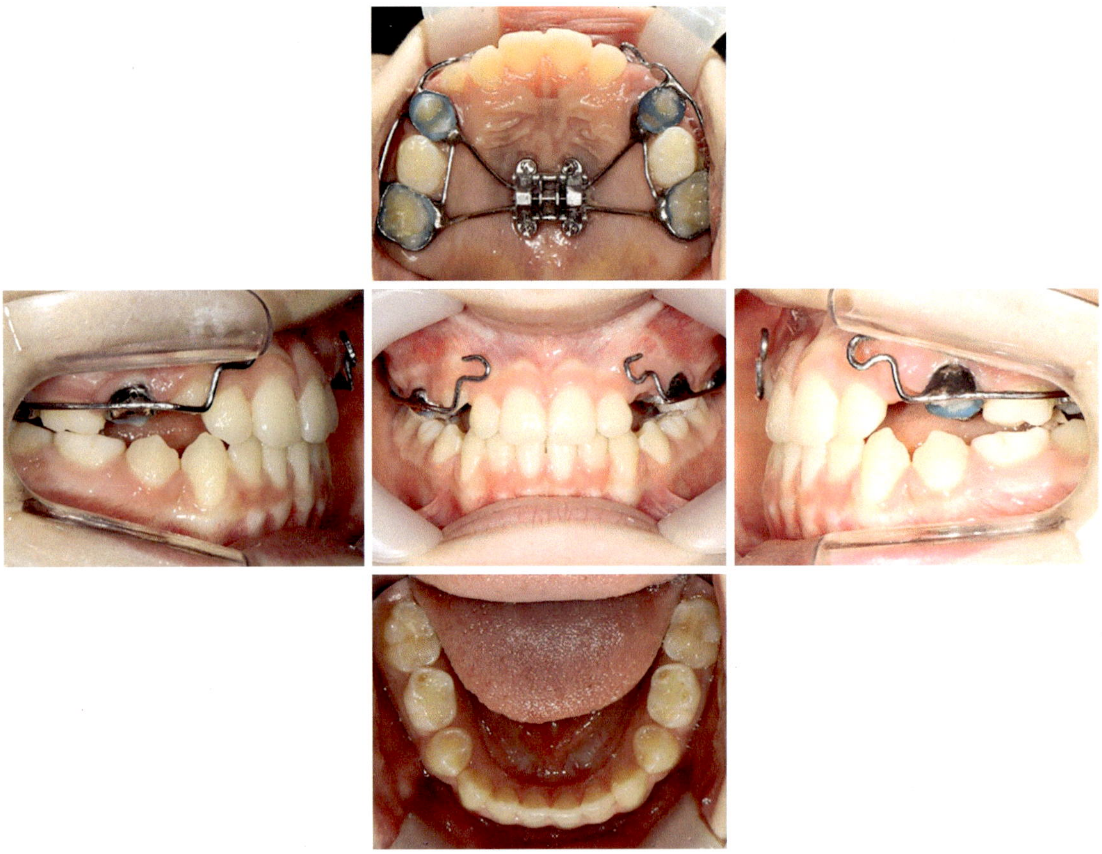

그림 3. **치료 5개월 후 구내사진**

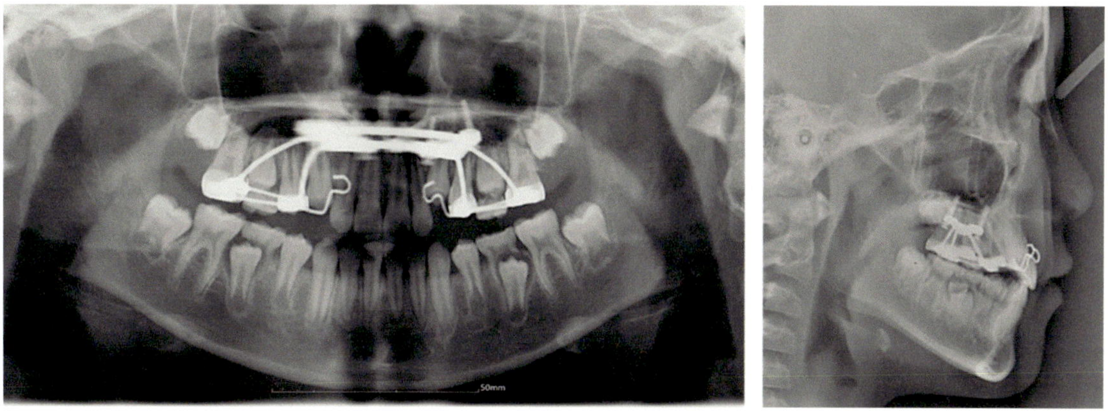

그림 4. **치료 5개월 후 파노라마 방사선 및 측면 두부규격 방사선 사진**

4. 치료 결과

치료 후 경과 관찰 중에 촬영한 방사선사진에서 SNA는 78.1°에서 80.1°로 증가하고 SNB는 79.5°에서 치료 중 78.2°로 감소하였다가 79.9°로 증가하였다. ANB는 -1.4°에서 0.2°로 개선되었다. 상악골의 견인에 따른 성장과 함께 전치부 반대교합의 해소로 수평피개 및 수직피개는 정상 범주로 나타났으며, 치료 과정 중 상악 전치는 전방위치 및 순측 경사가 나타났고(U1 to A-Pog 3.9mm, U1 to FH 112.3°) 하악 전치는 후방위치 및 설측 경사 나타났다(L1 to A-Pog 1.1mm, IMPA 86.0°). 장치 종료 8개월 후 사진에서 반대교합 개선 및 Ⅰ급 구치관계 확립한 것이 확인되며 안모 개선으로 심미성이 증진되었다(**표 1, 그림 5, 6**).

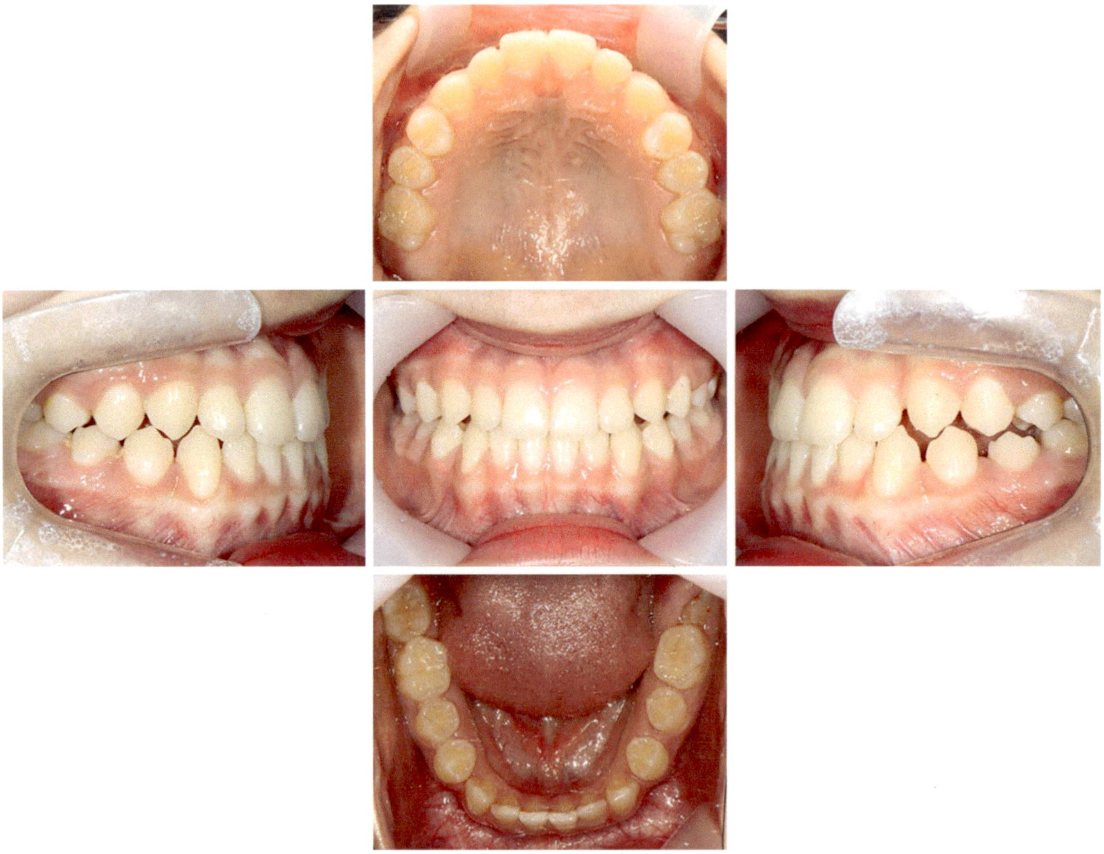

그림 5. 치료 후 구내사진

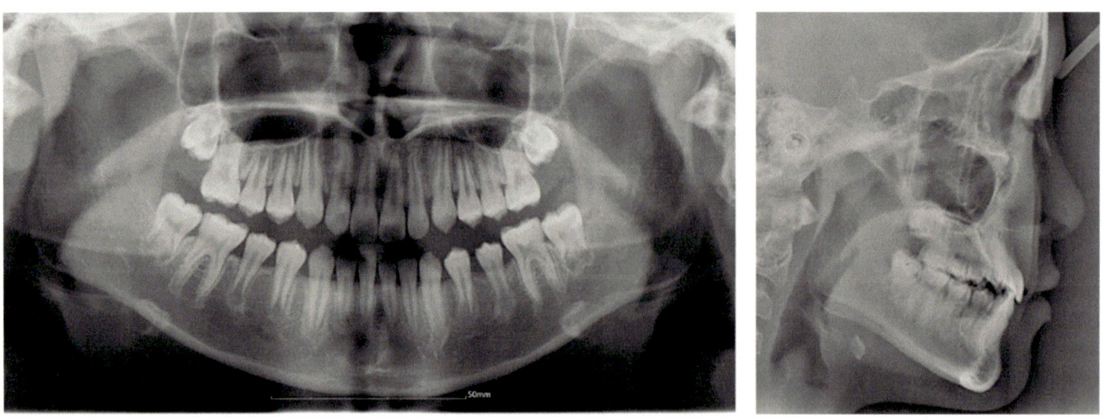

그림 6. 치료 후 파노라마 방사선 및 측면 두부규격 방사선 사진

참고문헌

Shur CH, Nahm DS, Chang YL. Epidemiologic study of the prevalence of malocclusion in Korean. *Korean J Orthod,* 1984;14:33-37.

Ryu H., Kim H., Jeong T., Kim J., Kim S. The Prevalence of Malocclusion and Related Self-Esteem of Adolescents in Yangsan. *J Korean Acad Pediatr Dent.* 2013;40:296-305.

Lee SJ, Suhr CH. Recognition of malocclusion and orthodontic treatment need of 7- 18 year-old koreanadolescent. *Korean J Orthod,* 1994;24:367-394.

Kang HK, Ryu YK. A study on the prevalence of malocclusion of Yonsei University students in 1991. *Korean J Orthod,* 1992;22.3:691-701.

Lee, Ki-Soo, et al. Occlusal variations in the posterior and anterior segments of the teeth. *Korean J Orthod,* 1980;10.1:71-79.

Genno, Pamela G., et al. Three novel genes tied to mandibular prognathism in eastern Mediterranean families. *Am J Orthod Dentofac Orthop,* 2019;156.1:104-112.

Pascoe JJ, Hayward JR, Costich ER. Mandibular prognathism: its etiology and a classification. *J Oral Surg Anesth Hosp Dent Serv,* 1960;18:21-4.

Gold, Joseph K. A new approach to the treatment of mandibular prognathism. *Am J Orthod Dentofac Orthop,* 1949;35.12:893-912.

Sarnat, Bernard G. Postnatal growth of the upper face: Some experimental considerations. *The Angle Orthodontist,* 1963;33.3:139-161.

Björk, Arne. Sutural growth of the upper face studied by the implant method. *Acta Odontologica Scandinavica,* 1966;24.2:109-127.

Skieller, V. Facial development and tooth eruption. *Am J Orthod,* 1972;62:339-83.

Björk, Arne. Variations in the growth pattern of the human mandible: longitudinal radiographic study by the implant method. *J Dent Res,* 1963;42.1:400-411.

Baik, Hyoung S. Clinical results of the maxillary protraction in Korean children. *Am J Orthod Dentofac Orthop,* 1995;108.6:583-592.

Ghoneima, Ahmed, et al. Effects of rapid maxillary expansion on the cranial and circummaxillary sutures. *Am J Orthod Dentofac Orthop,* 2011;140:510-519.

Altieri, Federica, and Michele Cassetta. Comparison of changes in skeletal, dentoalveolar, periodontal, and nasal structures after tooth-borne or bone-borne rapid maxillary expansion: A parallel cohort study. *Am J Orthod Dentofac Orthop,* 2022.

Pithon, Matheus Melo, et al. Is alternate rapid maxillary expansion and constriction an effective protocol in the treatment of Class Ⅲ malocclusion? A systematic review. *Dental Press Journal of Orthodontics,* 2016;21:34-42.

Büyükçavuş MH. Alternate rapid maxillary expansion and constriction (Alt-RAMEC) protocol: a comprehensive literature review. Turkish journal of orthodontics, 2019;32:47.

NH, Liou EJW. The immediate effect of alternate rapid maxillary expansions and constrictions on the alveolus: a retrospective cone beam computed tomography study. Prog Orthod, 2018;19:40.

Liou, Eric Jein-Wein, and Wen-Ching Tsai. A new protocol for maxillary protraction in cleft patients: repetitive weekly protocol of alternate rapid maxillary expansions and constrictions. *The Cleft palate-craniofacial journal,* 2005;42:121-127.

Gandedkar NH, Liou EJW. The immediate effect of alternate rapidmaxillary expansions and constrictions on the alveolus: a retrospective cone beam computed tomography study. Prog Orthod, 2018;19:40.

Moyers RE. Handbook of orthodontics 4th ed. Chicago, London. Boca Raton, Year Book Medical Publishers, 1988.

Van Limborgh J. A new view on the control of the morphogenesis of the skull. Acta Morphol Neerl Scand, 1970.

Graber TM. Orthodontics principles & practice Saunders, 1972.

William R. Proffit 외 지음: 최신치과교정학, 대한나래출판사, 2021.

치과교정기공학연구회: 치과교정기공학, 대학서림, 2009.

차봉근, 최동순, 장인산, 이협수: 쉽게 하는 성장기 아동의 교정 치료, 명문출판사, 2015.

박기태: 교정 치료의 ABC, 대한나래출판사, 2016.

차봉근, 이협수, 정영목: 성장기아동의반대교합, 어떻게접근할것인가?, 대한나래출판사, 2021.

James A. Mcnamara: 치과교정학 및 치과안면정형학, 신흥인터내셔날, 2004.

Baccetti, Tiziano, Lorenzo Franchi, and James A. McNamara Jr. Cephalometric variables predicting the long-term success or failure of combined rapid maxillary expansion and facial mask therapy. *Am J Orthod Dentofac Orthop,* 2004;126.1:16-22.

Son, Myung-Ho, and Young-Il Chsng. Evaluation of various cephalometric measurements to predict the prognosis of early Class Ⅲ malocclusion treatment. *Korean J Orthod,* 2004;34.3:205-218.

Ghiz, Matthew A., Peter Ngan, and Erdogan Gunel. Cephalometric variables to predict future success of early orthopedic Class Ⅲ treatment. *Am J Orthod Dentofac Orthop,* 2005;127.3:301-306.

Moon, Young-Min, Sug-Joon Ahn, and Young-Il Chang. Cephalometric predictors of long-term stability in the early treatment of Class Ⅲ malocclusion. *The Angle Orthodontist,* 2005;75.5:747-753.

Nardoni, Daniele Nóbrega, et al. Cephalometric variables used to predict the success of interceptive treatment with rapid maxillary expansion and face mask. A longitudinal study. *Dental press journal of orthodontics,* 2015;20:85-96.

Choi, Yoon Jeong, et al. Prediction of long-term success of orthopedic treatment in skeletal Class Ⅲ malocclusions. *Am J Orthod Dentofac Orthop,* 2017;152.2:193-203.

Souki, Bernardo Quiroga, et al. Development and validation of a prediction model for long-term unsuccess of early treatment of Class Ⅲ malocclusion. *Eur J Orthod,* 2020;42:200-205.

Fudalej, Piotr, Magdalena Dragan, and Barbara Wedrychowska-Szulc. Prediction of the outcome of orthodontic treatment of Class Ⅲ malocclusions—a systematic review. *Eur J Orthod,* 2011;33:190-197.

Gu, Yan, and ABakr M. Rabie. Dental changes and space gained as a result of early treatment of pseudo-Class Ⅲ malocclusion. *Aust OrthodJ,* 2000;16:40-52.

Ngan, Peter W., et al. Treatment response and long-term dentofacial adaptations to maxillary expansion and protraction. *Seminars in orthodontics.* Vol. 3. No. 4. WB Saunders, 1997.

Westwood, Patricia Vetlesen, et al. Long-term effects of Class Ⅲ treatment with rapid maxillary expansion and facemask therapy followed by fixed appliances. *Am J Orthod Dentofac Orthop,* 2003;123:306-320.

Masucci, Caterina, et al. Stability of rapid maxillary expansion and facemask therapy: a long-term controlled study. *Am J Orthod Dentofac Orthop,* 2011;140:493-500.

Baccetti T, Franchi L, McNamara Jr JA. Cephalometric variables predicting the long-term success or failure of combined rapid maxillary expansion and facial mask therapy. *Am J Orthod entofac Orthop,* 2004;126:16-22.

Souki BQ, Nieri M, Pavoni C, Pavan Barros HM, Junqueira Pereira T, et. al. Development and validation of a prediction model for long-term unsuccess of early treatment of Class Ⅲ malocclusion. *European journal of orthodontics,* 2020;42:200-205.

Son MH, Chang YI. Evaluation of various cephalometric measurements to predict the prognosis of early Class Ⅲ malocclusion treatment. *Korean J Orthod,* 2004;34: 205-218.

황충주, 문정련: 상악전방 견인치료에 양호하게 반응하는 안모형태의 후향적 연구. 대한치과교정학회지, 1999; 147-156.